拼音版

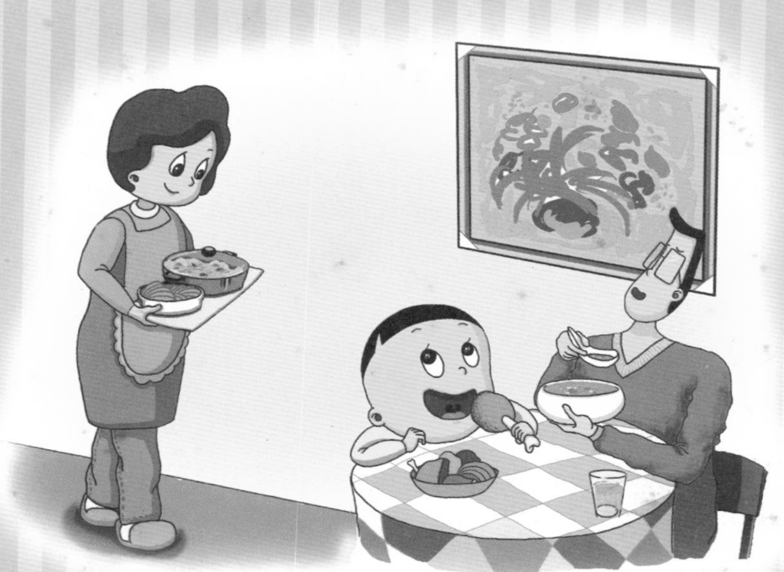

少年儿童出版社

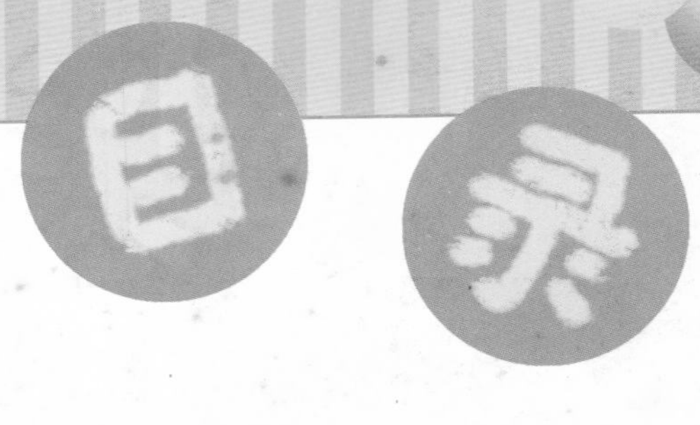
目录

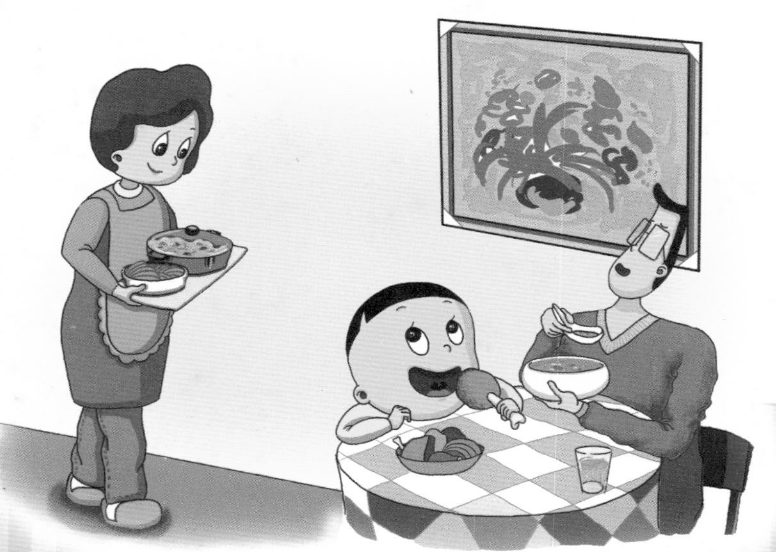

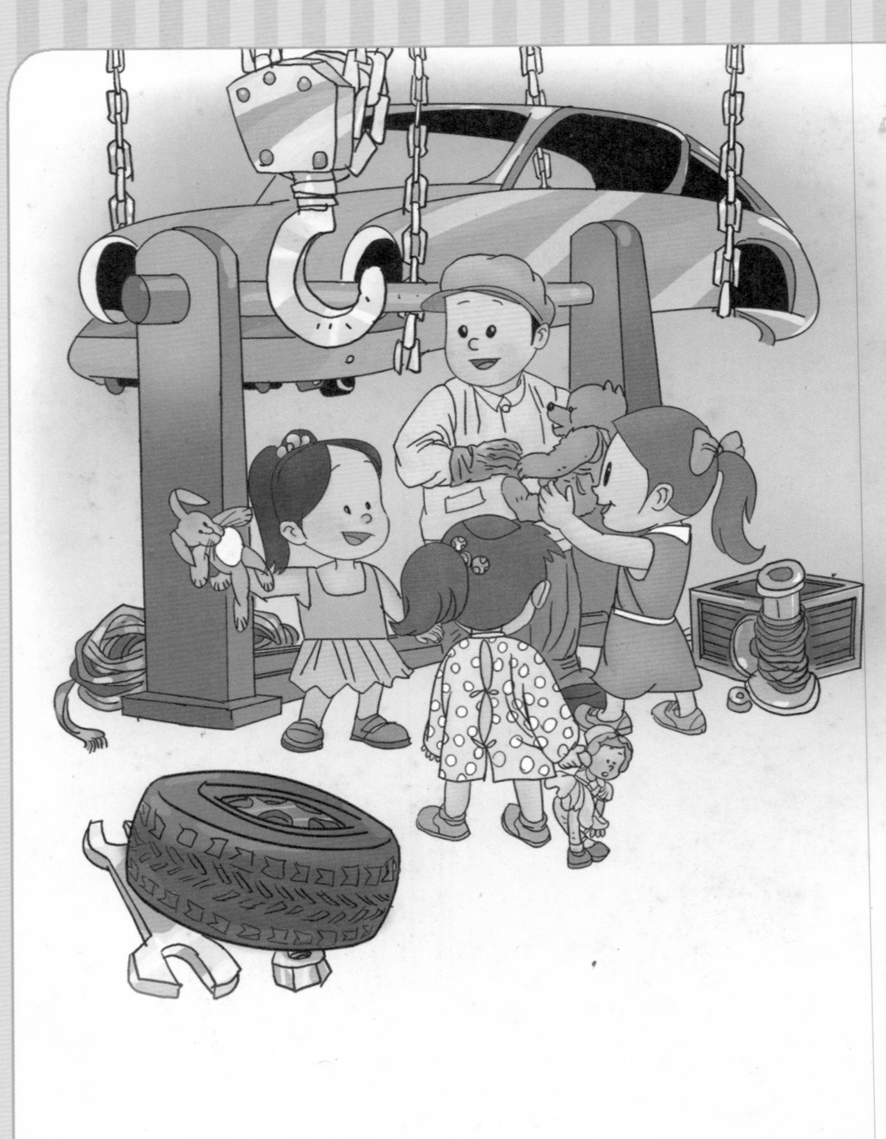

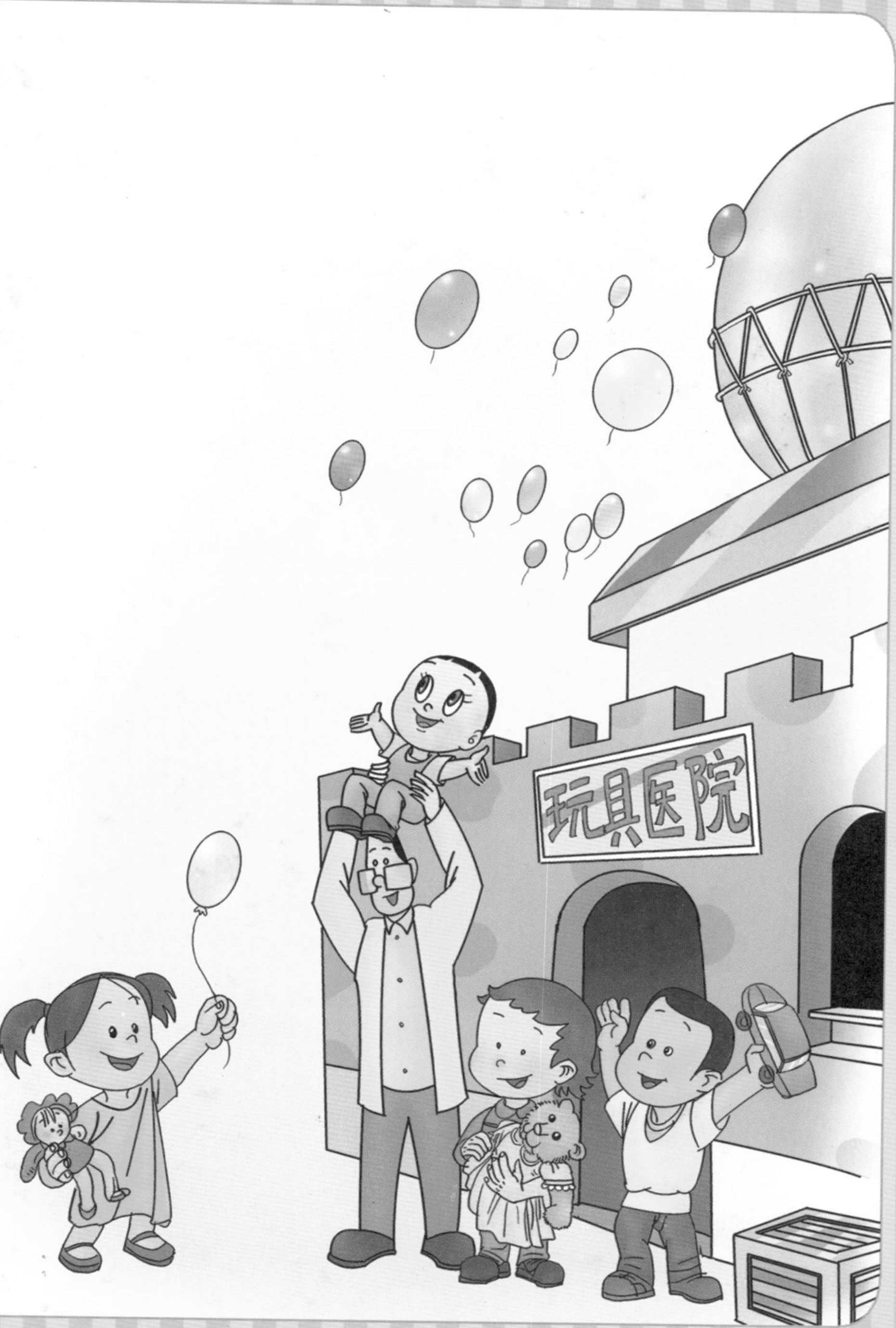
玩具医院

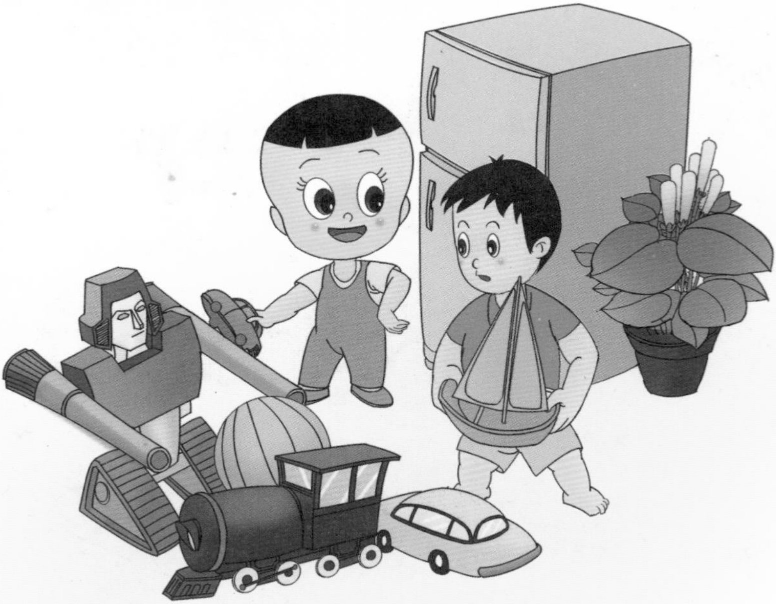

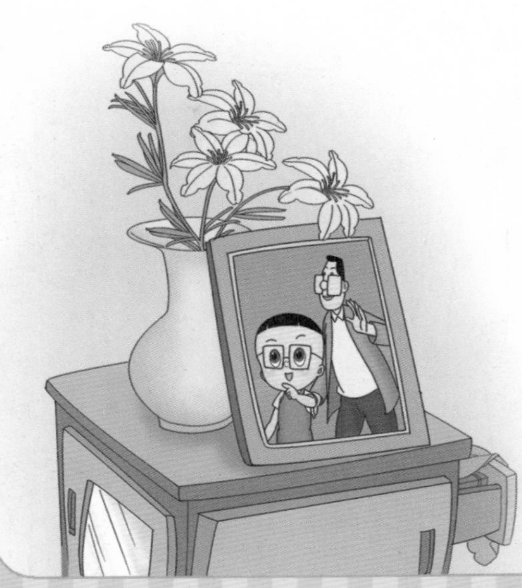

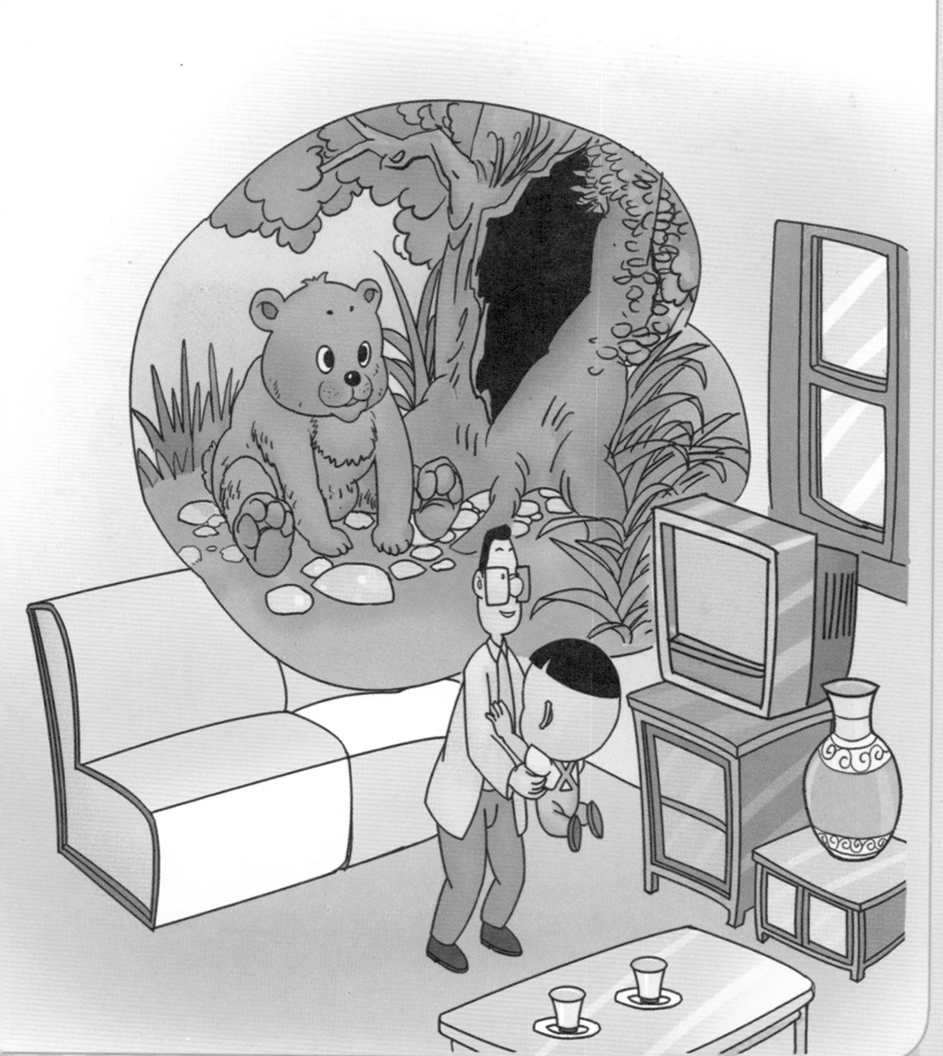

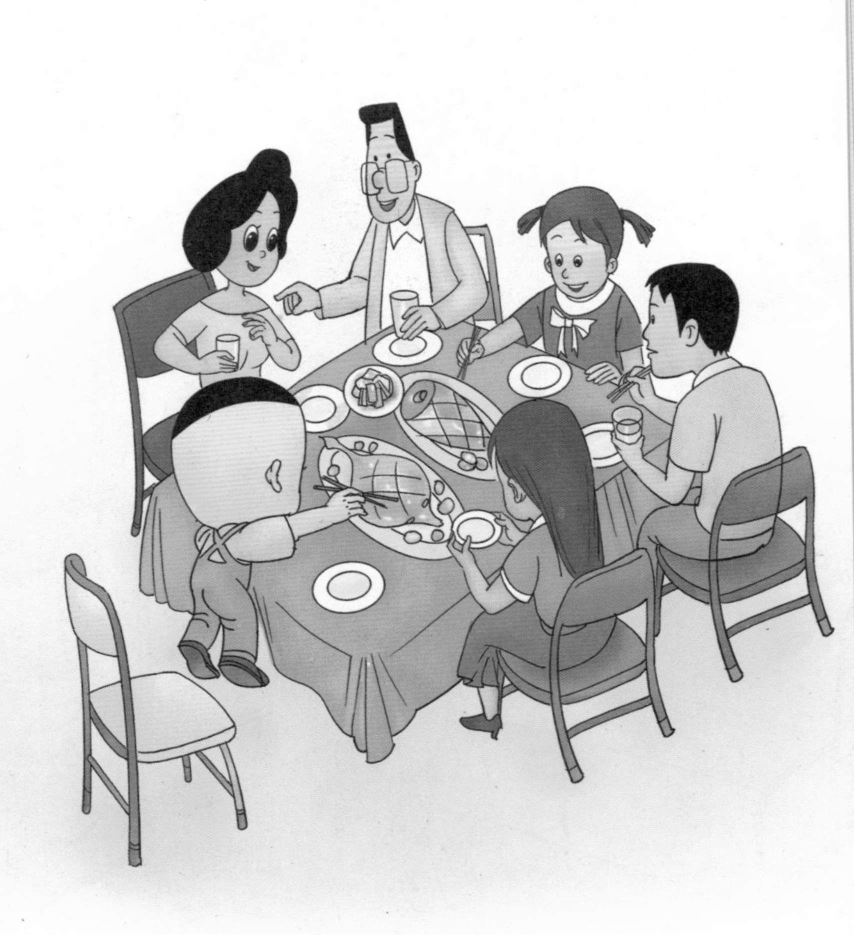

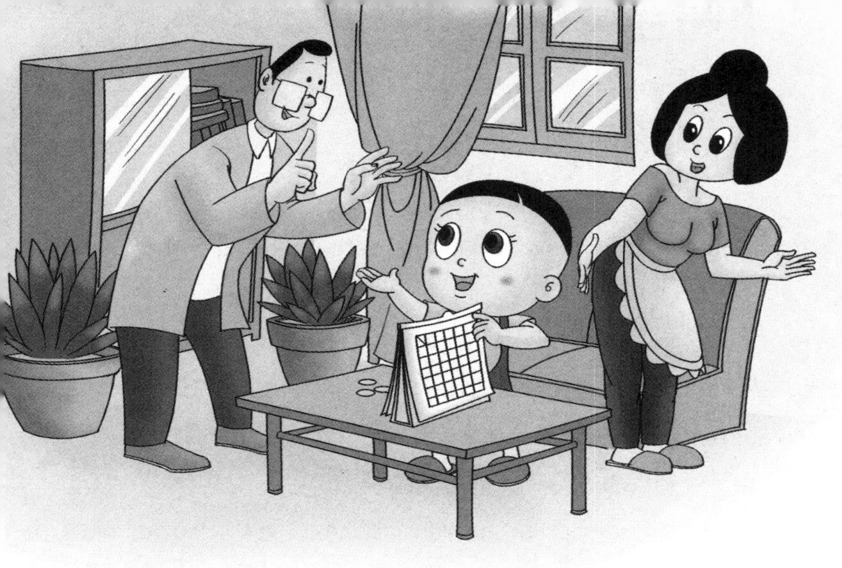

dà rén men de jié rì
大人们的节日

Liù yī Ér tóng Jié dào le dà jiē shang zhāng dēng
“六一”儿童节到了，大街上张灯
jié cǎi jié bái de gē zi xián zhe qì qiú zài kōng zhōng fēi
结彩，洁白的鸽子衔着气球在空中飞，
xiǎo niǎo tíng zài yì duǒ duǒ yún shang zhā zhā zhí jiào hū rán
小鸟停在一朵朵云上喳喳直叫。忽然，
xǔ duō xiǎo niǎo yì qǐ cóng yún shang qǐ fēi le tā men zài
许多小鸟一起从云上起飞了，它们在
kōng zhōng zǔ chéng Liù yī de zì yàng fēi a fēi a
空中组成“六一”的字样，飞啊飞啊，

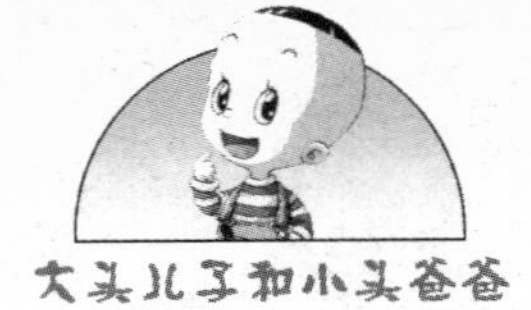

xiǎo péng yǒu men kàn jian le gāo xìng de huān hū qi lai
小朋友们看见了，高兴地欢呼起来。

Dà tóu ér zi pěng zhe lǐ wù hé Xiǎo tóu bà ba yì qǐ zǒu zài rén qún zhōng
大头儿子捧着礼物，和小头爸爸一起走在人群中。

Dà tóu ér zi gāo xìng de kàn zhe zhè yí qiè hū rán niǔ tóu wèn Xiǎo tóu bà ba xiǎo hái yǒu Ér tóng Jié nà me bà ba mā ma shì bu shì yě yǒu bà ba mā ma jié
大头儿子高兴地看着这一切，忽然扭头问："小头爸爸，小孩有儿童节，那么爸爸妈妈是不是也有爸爸妈妈节？"

Xiǎo tóu bà ba shuō bà ba mā ma dāng rán yě yǒu bà ba mā ma de jié rì dàn bú jiào bà ba mā ma jié
小头爸爸说："爸爸妈妈当然也有爸爸妈妈的节日，但不叫爸爸妈妈节。"

nà jiào shén me jié
"那叫什么节？"

jiào Fù qin Jié hé Mǔ qin Jié
"叫'父亲节'和'母亲节'。"

zhēn de shì jǐ yuè jǐ rì kuài gào su wǒ
"真的？是几月几日？快告诉我！"

Xiǎo tóu bà ba shuō wǒ huí qu zhǐ zhe rì lì gào su
小头爸爸说："我回去指着日历告诉

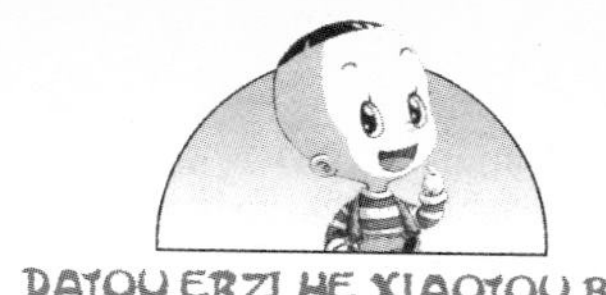

nǐ ba
你吧！”

Dà tóu ér zi yí dào jiā jiù diū xia shǒu zhōng de lǐ
大头儿子一到家，就丢下手中的礼

wù lā zhe Xiǎo tóu bà ba pǎo dào rì lì qián kuài gào
物，拉着小头爸爸跑到日历前：“快告

su wǒ nǎ yì tiān shì Fù qin Jié nǎ yì tiān shì Mǔ
诉我哪一天是‘父亲节’？哪一天是‘母

qin Jié
亲节’？”

Xiǎo tóu bà ba fān dào qián mian de wǔ yuè fèn zhǐ zhe
小头爸爸翻到前面的五月份指着

shuō wǔ yuè fèn de dì èr gè xīng qī rì shì Mǔ qin Jié
说：“五月份的第二个星期日是母亲节。”

āi yā yǐ jing guò qu le Dà tóu ér zi wǎn xī
“哎呀，已经过去了！”大头儿子惋惜

de shuō
地说。

rán hòu Xiǎo tóu bà ba yòu fān huí dào liù yuè fèn jì xù
然后小头爸爸又翻回到六月份继续

zhǐ zhe shuō liù yuè fèn de dì sān gè xīng qī rì shì Fù
指着说：“六月份的第三个星期日是父

qin Jié
亲节。”

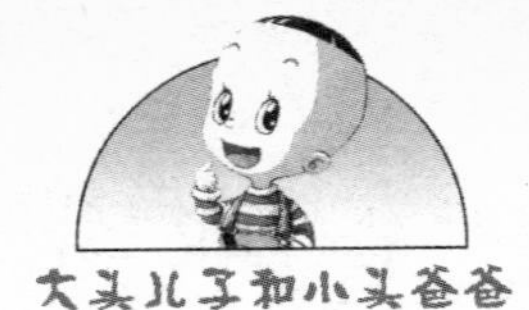

Dà tóu ér zi gāo xìng qi lai Fù qin Jié hái méi
大头儿子高兴起来："父亲节还没
guò zhēn hǎo zhēn hǎo
过，真好！真好！"

Dà tóu ér zi jí máng ná lai yì zhī hóng bǐ zài liù
大头儿子急忙拿来一支红笔，在六
yuè fèn de dì sān gè xīng qī rì páng huà xia yì duǒ xiǎo hóng
月份的第三个星期日旁画下一朵小红
huā zhè yàng wǒ jiù bú huì wàng jì le
花："这样我就不会忘记了！"

Xiǎo tóu bà ba xiān shì yí lèng rán hòu lù chū le
小头爸爸先是一愣，然后露出了
xiào róng
笑容。

rì lì zhǐ yì zhāng yì zhāng bèi fān guo qu le nà
日历纸一张一张被翻过去了，那
zhāng huà zhe xiǎo hóng huā de rì lì zhǐ zhōng yú lù le
张画着小红花的日历纸终于露了
chū lái
出来。

zhè tiān zǎo chen yì xǐng lai Dà tóu ér zi jiù shuō
这天早晨一醒来，大头儿子就说：
Xiǎo tóu bà ba jīn tiān shì xīng qī tiān wǒ men dào gōng
"小头爸爸，今天是星期天，我们到公

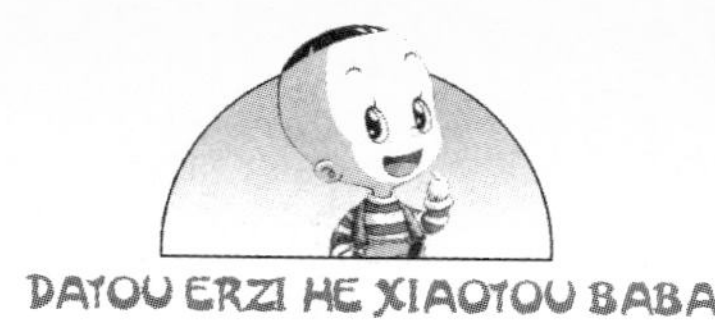

yuán li qù wán ba
园里去玩吧！”

Wéi qún mā ma zài yì biān shuō hǎo de wǒ yě yì
围裙妈妈在一边说：“好的，我也一
qǐ qù
起去。”

Wéi qún mā ma bié qù le Dà tóu ér zi zhǐ zhe
“围裙妈妈别去了。”大头儿子指着
chuāng wài de tài yáng shuō nǐ kàn jīn tiān tài yáng zhè
窗外的太阳说，“你看，今天太阳这
me hǎo huì bǎ nǐ shài hēi de nǐ bú pà ma
么好，会把你晒黑的，你不怕吗？”

Wéi qún mā ma kàn kan tài yáng ō zhēn shì de
围裙妈妈看看太阳：“噢，真是的，
nà wǒ jiù bú qù le
那我就不去了。”

Dà tóu ér zi yīn móu dé chěng chòng Wéi qún mā ma
大头儿子阴谋得逞，冲围裙妈妈
de bèi yǐng sǒng song shuāng jiān
的背影耸耸双肩。

nǐ hǎo xiàng yǒu shén me mì mì mán zhe wǒ Xiǎo
“你好像有什么秘密瞒着我？”小
tóu bà ba lián lián zhuī wèn Dà tóu ér zi kě Dà tóu ér zi jiù
头爸爸连连追问大头儿子，可大头儿子就

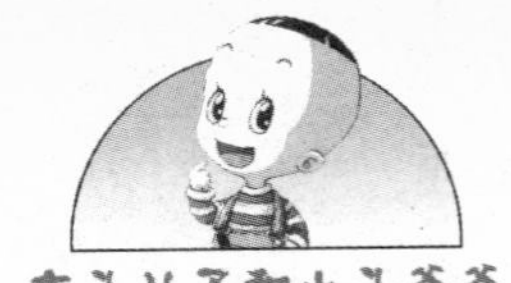

shì bù huí dá tā qiāo qiāo pǎo jìn xiǎo wū bǎ tā de xiǎo
是不回答。他悄悄跑进小屋，把他的小
zhū pū mǎn ná zài shǒu li yáo a yáo a cóng lǐ miàn dào
猪扑满拿在手里摇啊摇啊，从里面倒
chu hǎo xiē fēn bì cáng jìn kǒu dai li jiù hé Xiǎo tóu bà ba
出好些分币藏进口袋里，就和小头爸爸
yì qǐ zǒu chu jiā mén
一起走出家门。

dāng tā men gāng gāng zǒu dào gōng yuán mén kǒu shí
当他们刚刚走到公园门口时，
jiù kàn jian lín jū dà ěr duo nán hái xiǎo yǎn jing nǚ hái yǐ
就看见邻居大耳朵男孩、小眼睛女孩以
jí Bèi jiā Dāng dāng děng hǎo jǐ ge hái zi tā men yě dài
及贝加、铛铛等好几个孩子，他们也带
zhe tā men de bà ba zhàn zài nà er děng zhe
着他们的爸爸站在那儿等着。

zhè shì zěn me huí shì nán dào nǐ men shuō hǎo yì qǐ
“这是怎么回事？难道你们说好一起
lái de Xiǎo tóu bà ba qí guài de wèn
来的？”小头爸爸奇怪地问。

lìng wài yí wèi bà ba zhǐ zhe Dà tóu ér zi shuō nǐ
另外一位爸爸指着大头儿子说：“你
hái shi wèn wen nǐ de Dà tóu ér zi ba
还是问问你的大头儿子吧！”

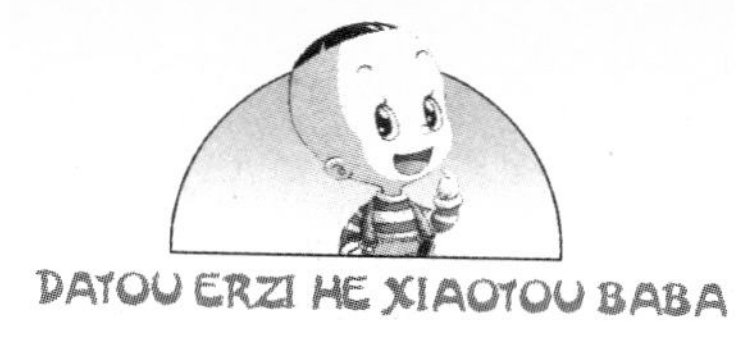

děng dà jiā zhàn dào le yì qǐ Dà tóu ér zi cái
等大家站到了一起，大头儿子才

shuō jīn tiān shì Fù qin Jié wǒ gēn xiǎo péng yǒu men shāng
说：“今天是父亲节，我跟小朋友们商

liang hǎo yào gěi nǐ men guò yí gè kuài lè de jié rì jiù
量好要给你们过一个快乐的节日，就

xiàng nǐ men gěi wǒ men guò Ér tóng Jié yí yàng
像你们给我们过儿童节一样。”

Xiǎo tóu bà ba mō zhe xiǎo tóu shuō yuán lái shì
小头爸爸摸着小头说：“原来是

zhè yàng
这样。”

Dà tóu ér zi jì xù shuō suǒ yǐ jīn tiān zài gōng
大头儿子继续说：“所以，今天在公

yuán li bà ba dōu yào tīng xiǎo hái de huà xiàn zài wǒ men
园里，爸爸都要听小孩的话。现在我们

xiān qù yóu lè chǎng
先去游乐场。”

měi gè xiǎo hái dōu chān zhe zì jǐ de bà ba xiàng yóu
每个小孩都搀着自己的爸爸，向游

lè chǎng zǒu qu
乐场走去。

tā men ràng bà ba men zuò xiǎo huǒ chē zǒu dú mù
他们让爸爸们坐小火车，走独木

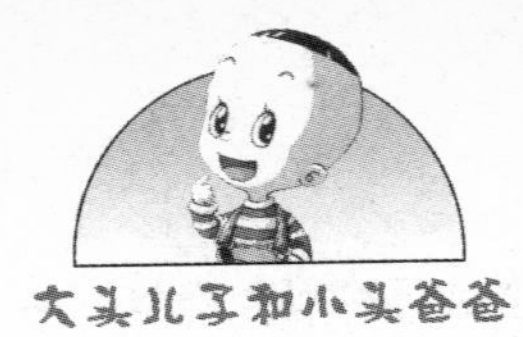

qiáo dàng qiū qiān rán hòu bǎ bà ba men lǐng dào bīng qí lín
桥，荡秋千，然后把爸爸们领到冰淇淋

wū zhǐ jiàn měi gè hái zi dōu ná chu yì bǎ fēn bì gěi zì
屋。只见每个孩子都拿出一把分币，给自

jǐ de bà ba mǎi xia yí fèn bīng qí lín
己的爸爸买下一份冰淇淋。

hái zi men dōu kàn zhe zì jǐ de bà ba chī
孩子们都看着自己的爸爸吃。

dà ěr duo de bà ba bù rěn xīn chī bǎ bīng qí lín tuī
大耳朵的爸爸不忍心吃，把冰淇淋推

gěi ér zi
给儿子。

Dà tóu ér zi kàn jian le shuō bù xíng jīn tiān shì
大头儿子看见了说："不行，今天是

Fù qin Jié shì wǒ men gěi nǐ men guò jié
父亲节，是我们给你们过节。"

Xiǎo tóu bà ba duì dà ěr duo de bà ba shuō nǐ jiù
小头爸爸对大耳朵的爸爸说："你就

chī le ba zhè shì hái zi men de xīn yì
吃了吧，这是孩子们的心意。"

bà ba men dōu lián lián diǎn tóu yì qǐ dà kǒu chī qi
爸爸们都连连点头，一起大口吃起

lai hái zi men wàng zhe zì jǐ de bà ba chī de zhè me
来。孩子们望着自己的爸爸吃得这么

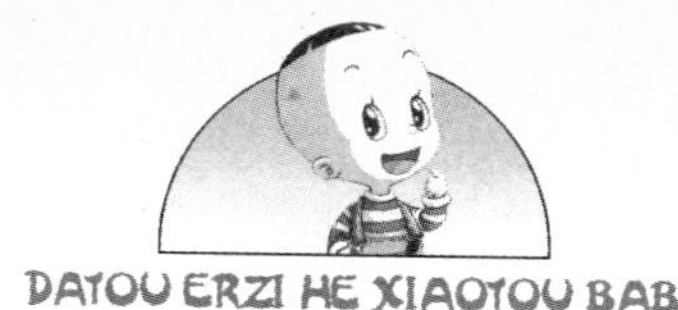

xiāng dōu gāo xìng de xiào le
香，都高兴地笑了！

xiǎo yǎn jing nǚ hái wèn bà ba bà ba yuán lái nǐ
小眼睛女孩问爸爸："爸爸，原来你

yě zhè me xǐ huan chī bīng qí lín ya
也这么喜欢吃冰淇淋呀！"

bà ba shuō shì a zhè bīng qí lín yòu xiāng yòu
爸爸说："是啊，这冰淇淋又香又

tián zhēn hǎo chī
甜，真好吃。"

xiǎo yǎn jing nǚ hái shuō nà wǒ yǐ qián ràng nǐ mǎi
小眼睛女孩说："那我以前让你买

gěi wǒ chī de shí hou nǐ zěn me cóng lái bù gěi
给我吃的时候，你怎么从来不给

zì jǐ yě mǎi yí fèn
自己也买一份？"

bà ba shuō nà shì
爸爸说："那是

bà ba shě bu de
爸爸舍不得。"

Dà tóu ér
大头儿

zi zhàn qi lai
子站起来

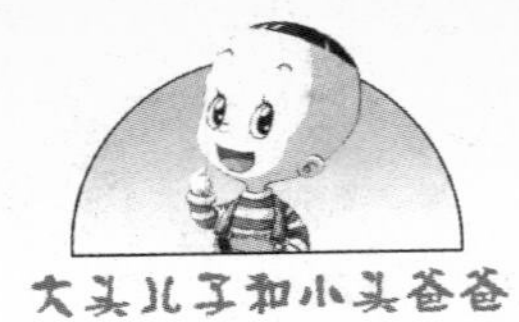

shuō suǒ yǐ wǒ men jīn tiān yào ràng nǐ men guò yí gè kuài
说：“所以我们今天要让你们过一个快

lè de Fù qin Jié wán nǐ men píng shí méi shí jiān wán de
乐的‘父亲节’，玩你们平时没时间玩的

dōng xi chī nǐ men píng shí shě bu de chī de dōng xi
东西；吃你们平时舍不得吃的东西。”

bà ba men gāo xìng de zhí diǎn tóu
爸爸们高兴得直点头。

zhè shí yǒu gè bēi zhào xiàng jī de dà hú zi shū shu
这时有个背照相机的大胡子叔叔

zǒu lai tā ná chu zhèng jiàn shuō wǒ shì bào shè jì zhě
走来，他拿出证件说：“我是报社记者，

ràng wǒ gěi nǐ men pāi yì zhāng hé yǐng ba zhè zhēn shì yí
让我给你们拍一张合影吧，这真是一

gè lìng rén gǎn dòng de Fù qin Jié
个令人感动的‘父亲节’！”

dà hú zi shū shu shuō wán kā chā pāi xia le zhè
大胡子叔叔说完，喀嚓！拍下了这

yì mù
一幕。

zhè zhāng zhào piàn bèi dēng zài le dàng tiān de wǎn
这张照片被登在了当天的晚

bào shang
报上。

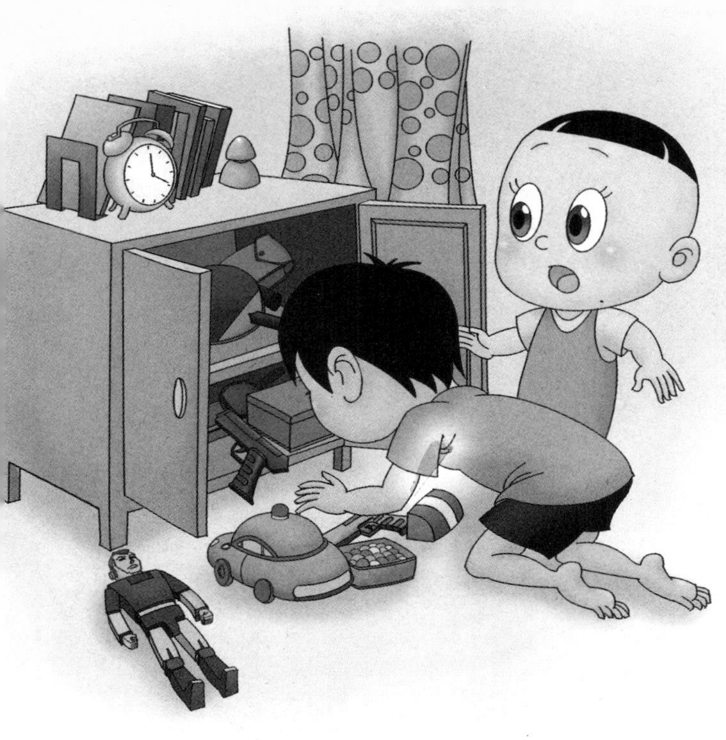

xǐ huan de dōng xi
喜欢的东西

chī guo zǎo fàn　Dà tóu ér zi duì Xiǎo tóu bà ba hé
吃过早饭，大头儿子对小头爸爸和
Wéi qún mā ma shuō　wǒ yào dào dà ěr duo jiā li qù wán
围裙妈妈说："我要到大耳朵家里去玩
yí huì er　tā bà ba gěi tā mǎi le hǎo duō xīn wán jù
一会儿，他爸爸给他买了好多新玩具。"

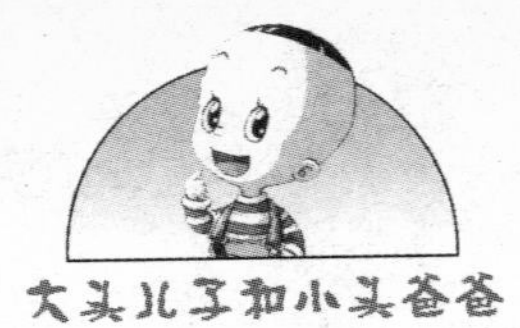

dà ěr duo shì yí gè gēn Dà tóu ér zi yí yàng dà de
大耳朵是一个跟大头儿子一样大的

nán hái zi tā jiàn Dà tóu ér zi lái le jiù gǎn jǐn dǎ kāi
男孩子。他见大头儿子来了，就赶紧打开

wán jù chú bǎ lǐ miàn de wán jù huā huā de wǎng wài
玩具橱，把里面的玩具哗哗地往外

tuō wán jù yí xià jiù zài dì bǎn shang duī chéng le yí zuò
拖，玩具一下就在地板上堆成了一座

xiǎo shān
“小山”。

Dà tóu ér zi chī jīng de shuō nǐ yǒu zhè me duō de
大头儿子吃惊地说：“你有这么多的

wán jù a
玩具啊！”

dà ěr duo dé yì de shuō dōu shì wǒ bà ba gěi wǒ
大耳朵得意地说：“都是我爸爸给我

mǎi de
买的！”

Dà tóu ér zi yì yǎn kàn jian le yí liàng bǎo lán sè de
大头儿子一眼看见了一辆宝蓝色的

wán jù pǎo chē jiù ná qi lai fàng zài shǒu li huān xǐ de
玩具跑车，就拿起来放在手里欢喜地

kàn zhe
看着。

Wéi qún mā ma zài jiā li zuò wǔ fàn le
围裙妈妈在家里做午饭了。

tā duì Xiǎo tóu bà ba shuō Dà tóu ér zi zěn me hái
她对小头爸爸说："大头儿子怎么还

bù huí jiā nǐ qù hǎn yí xià ba
不回家？你去喊一下吧！"

yí huì er Xiǎo tóu bà ba dài zhe Dà tóu ér zi huí
一会儿，小头爸爸带着大头儿子回

lai le
来了。

Wéi qún mā ma yì yǎn kàn jian Dà tóu ér zi shǒu zhōng
围裙妈妈一眼看见大头儿子手中

jǐn wò de chē nà shì shén me
紧握的车："那是什么？"

Dà tóu ér zi niǔ niǔ ní ní de tān kai shǒu shuō
大头儿子忸忸怩怩地摊开手，说：

yí liàng pǎo chē wǒ zhēn xǐ huan
"一辆跑车，我真喜欢！"

Wéi qún mā ma zhòu qi méi tóu gāng yào shuō shen me
围裙妈妈皱起眉头刚要说什么，

bèi Xiǎo tóu bà ba dǎng zhù le ò zhè pǎo chē zhēn piào
被小头爸爸挡住了："哦，这跑车真漂

liang gěi wǒ kàn kan
亮，给我看看。"

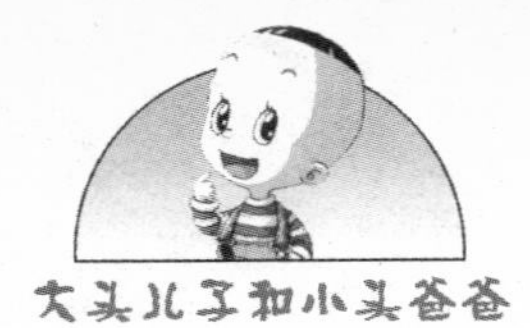

Xiǎo tóu bà ba yě xǐ huan Dà tóu ér zi fàng xīn
小头爸爸也喜欢？大头儿子放心

le jiù lián máng bǎ chē dì gěi bà ba zhè shì zuì xīn shì
了，就连忙把车递给爸爸："这是最新式

yàng de duō bàng
样的，多棒！"

Xiǎo tóu bà ba ná zhe chē kàn le yí huì er hū rán bǎ
小头爸爸拿着车看了一会儿，忽然把

tā tiē jìn ěr duo hǎo xiàng zài tīng shén me tīng le yí
它贴近耳朵，好像在听什么。听了一

huì er tā duì Dà tóu ér zi shuō āi yā pǎo chē shēng
会儿他对大头儿子说："哎呀，跑车生

qì le tā shuō zhè er bú shì tā de jiā hái shuō nǐ
气了，它说这儿不是它的家；还说你

bú shì tā de xiǎo zhǔ rén tā yào huí dào zì jǐ de jiā li
不是它的小主人，它要回到自己的家里

qù
去……"

Dà tóu ér zi lèng le yí xià shuō ràng wǒ
大头儿子愣了一下，说："让我

tīng ting
听听。"

tā jiē guo qu tīng le yí huì er wǒ zěn me méi tīng
他接过去听了一会儿："我怎么没听

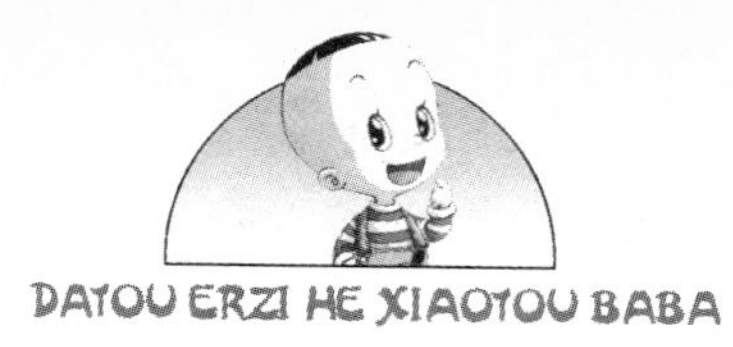

jian ya
见呀？”

Xiǎo tóu bà ba shuō tā zài shēng nǐ de qì zěn
小头爸爸说：“它在生你的气，怎

me yuàn yi duì nǐ shuō huà ne wǒ kàn nǐ hái shi bǎ chē gěi
么愿意对你说话呢？我看你还是把车给

dà ěr duo sòng hui qu ba dà ěr duo zhǎo bu dào pǎo chē huì
大耳朵送回去吧！大耳朵找不到跑车会

fēi cháng zháo jí de
非常着急的。”

Dà tóu ér zi dī shēng shuō hǎo ba jiù hěn bù
大头儿子低声说：“好吧。”就很不

qíng yuàn de zǒu chū mén qu
情愿地走出门去。

yòu guò le jǐ tiān dà ěr duo lái le Dà tóu ér zi
又过了几天，大耳朵来了。大头儿子

tóng yàng bǎ zì jǐ de wán jù tǒng tǒng ná chu lai
同样把自己的玩具统统拿出来。

dà ěr duo yì yǎn dīng shang le yì zhī mí nǐ xiǎo
大耳朵一眼盯上了一只迷你小

xióng zhè zhī xiǎo xióng zhēn hǎo wán hái méi you wǒ de
熊：“这只小熊真好玩，还没有我的

shǒu zhǐ tou dà li
手指头大哩！”

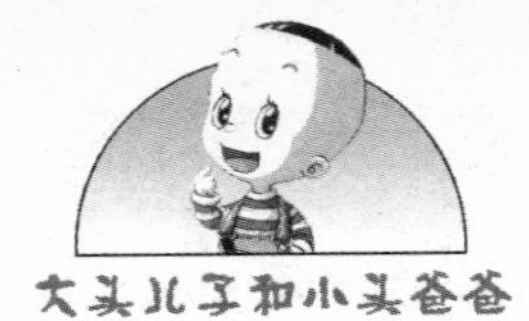

tā men yòu yì qǐ kai huǒ chē yì qǐ dā jī mù
他们又一起开火车，一起搭积木。

wán zhe wán zhe dà ěr duo hū rán shuō wǒ děi huí
玩着玩着，大耳朵忽然说：“我得回
jiā le jiù qǐ shēn zǒu le
家了！”就起身走了。

Dà tóu ér zi kāi shǐ shōu shi wán jù tā ná zhe
大头儿子开始收拾玩具。他拿着，
fàng zhe hū rán fā xiàn mí nǐ xiǎo xióng bú jiàn le yí
放着，忽然发现迷你小熊不见了：“咦？
mí nǐ xiǎo xióng ne
迷你小熊呢？”

Xiǎo tóu bà ba zǒu guo qu shuō bié zháo jí zài
小头爸爸走过去说：“别着急，再
màn màn zhǎo yi zhǎo
慢慢找一找。”

Dà tóu ér zi bǎ wán jù yòu quán bù ná chu lai zhǎo
大头儿子把玩具又全部拿出来找
yí biàn kě hái shi méi you
一遍，可还是没有。

jiù zài zhè shí yǒu rén qiāo mén dǎ kāi yí kàn shì dà
就在这时有人敲门。打开一看，是大
ěr duo zhǐ jiàn tā shǒu li ná zhe mí nǐ xiǎo xióng liǎn
耳朵，只见他手里拿着迷你小熊，脸

shang de biǎo qíng yǒu diǎn nán wéi qíng
上的表情有点难为情。

Xiǎo tóu bà ba lián máng yíng shang qu shuō à mí
小头爸爸连忙迎上去说："啊！迷

nǐ xiǎo xióng yí dìng shì mí lù le xiè xie nǐ bǎ tā sòng le
你小熊一定是迷路了，谢谢你把它送了

huí lái Dà tóu ér zi jí de kuài yào kū le
回来。大头儿子急得快要哭了！"

dà ěr duo yí xià zi lù chū le xiào liǎn shì de
大耳朵一下子露出了笑脸："是的，

wǒ bǎ tā sòng hui lai le zài jiàn dà ěr duo fàng xia xiǎo
我把它送回来了。再见！"大耳朵放下小

xióng jiù zǒu le
熊就走了。

Xiǎo tóu bà ba duì Dà tóu ér zi shuō xiàn zài nǐ
小头爸爸对大头儿子说："现在你

míng bai le ba rú guǒ bié ren ná zǒu le nǐ de wán jù nǐ
明白了吧？如果别人拿走了你的玩具，你

yě huì fēi cháng zháo jí de suǒ yǐ shuō bú shì zì jǐ de
也会非常着急的！所以说，不是自己的

dōng xi bù néng ná huí jiā nǎ pà nǐ zài xǐ huan
东西不能拿回家，哪怕你再喜欢。"

Dà tóu ér zi tīng zhe tīng zhe hū rán zhàn dào shā fā
大头儿子听着听着，忽然站到沙发

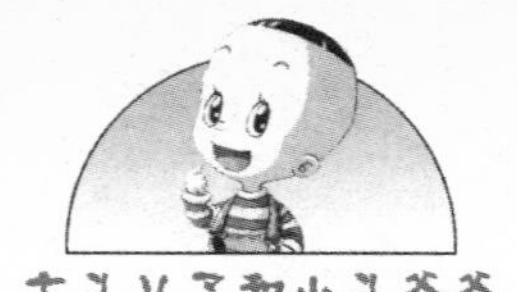

shang qù dǐng Xiǎo tóu bà ba de xiǎo tóu nǐ zhēn huài
上去顶小头爸爸的小头:“你真坏!
shàng huí nà liàng pǎo chē kěn dìng méi shuō huà shì nǐ biān chu
上回那辆跑车肯定没说话,是你编出
lai piàn wǒ de
来骗我的!”

Xiǎo tóu bà ba yě dǐng yí xià tā de dà tóu yào shi
小头爸爸也顶一下他的大头:“要是
wǒ bú piàn nǐ nǐ huì bǎ pǎo chē sòng hui qu ma
我不骗你,你会把跑车送回去吗?”

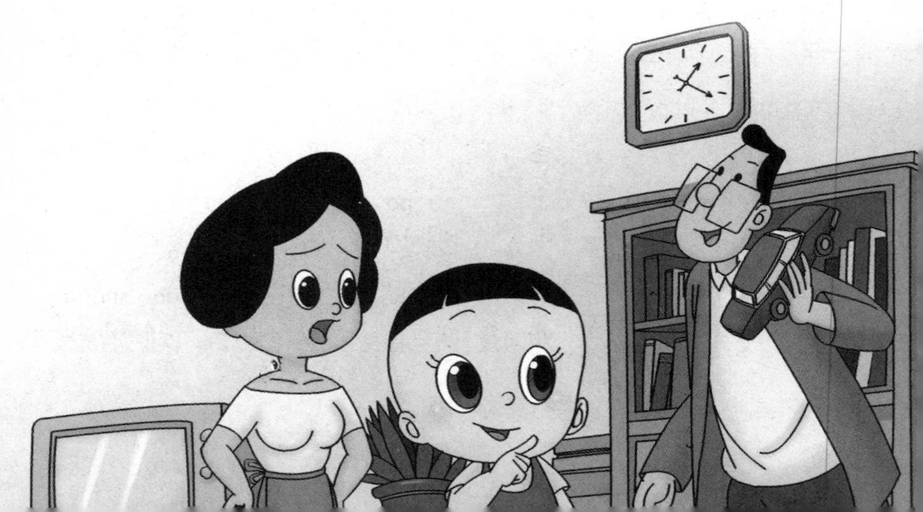

Dà tóu ér zi xiǎng le yí xià yòu shuō wǒ hái zhī dao dà ěr duo yě shì xǐ huan wǒ de mí nǐ xiǎo xióng suǒ yǐ cái bǎ tā ná huí jiā qu de

大头儿子想了一下又说："我还知道大耳朵也是喜欢我的迷你小熊，所以才把它拿回家去的！"

Xiǎo tóu bà ba yí xià bǎ Dà tóu ér zi jǔ qi lai wǒ de ér zi zhēn cōng ming yǐ hòu kěn dìng bú huì zài bǎ bié ren de dōng xi ná huí jiā lai le shì ma

小头爸爸一下把大头儿子举起来："我的儿子真聪明，以后肯定不会再把别人的东西拿回家来了，是吗？"

Dà tóu ér zi zài bà ba de tóu dǐng shang lián shēng shuō shì de shì de shì de

大头儿子在爸爸的头顶上连声说："是的是的是的……"

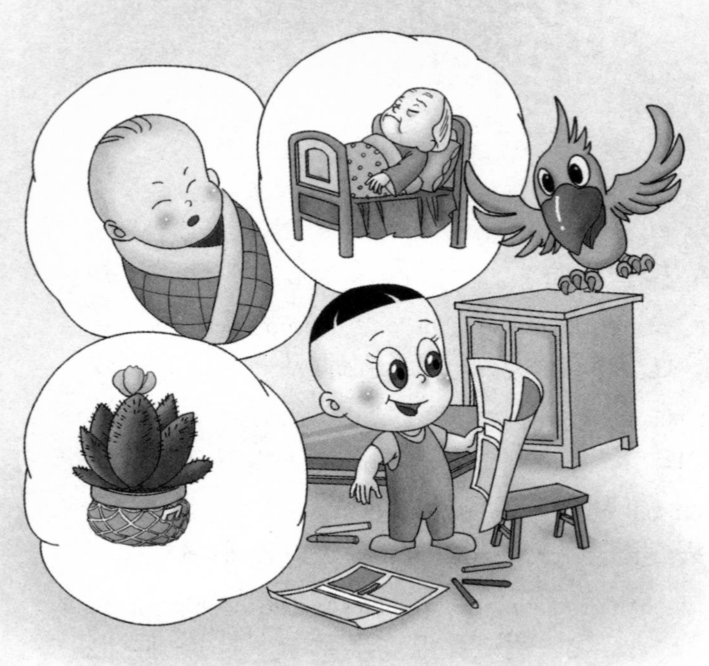

Dà tóu Xiǎo tóu Bào

《大头小头报》

Dà tóu ér zi pā zài xiě zì tái shang rèn zhēn de huà
大头儿子趴在写字台上认真地画

zhe shén me
着什么。

yīng wǔ zài tā shēn hòu hū rán jiào qi lai tiào tiào
鹦鹉在他身后忽然叫起来："跳跳

táng tiào tiào táng
糖！跳跳糖！"

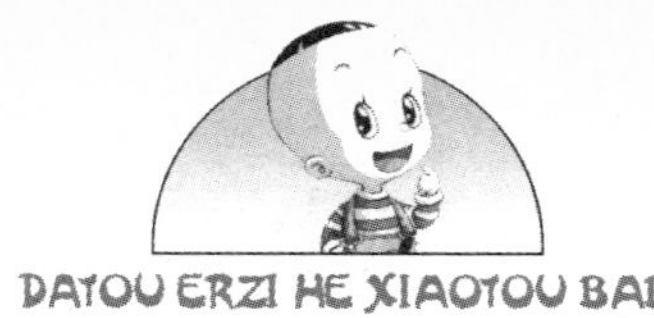

Dà tóu ér zi niǔ tóu shuō dà zuǐ ba bié fán wǒ
大头儿子扭头说："大嘴巴，别烦，我
zhèng zài bàn bào zhǐ ne shuō wán tā jì xù huà
正在办报纸呢！"说完他继续画。

yīng wǔ rào zhe fáng jiān fēi le yì quān rán hòu tíng dào
鹦鹉绕着房间飞了一圈，然后停到
Dà tóu ér zi de dà tóu shang jiào tiào tiào táng tiào
大头儿子的大头上叫："跳跳糖！跳
tiào táng
跳糖！"

Dà tóu ér zi zhǐ hǎo fàng xia shǒu zhōng de bǐ zhēn
大头儿子只好放下手中的笔："真
méi you bàn fǎ jiù dǐng zhe yīng wǔ ná qi táng hé dǎ kāi
没有办法！"就顶着鹦鹉拿起糖盒打开，
cóng lǐ miàn ná chu yí dài tiào tiào táng sī kāi tiào tiào táng
从里面拿出一袋跳跳糖，撕开跳跳糖
zhǐ bǎ táng dào jìn yīng wǔ de zuǐ ba li
纸，把糖倒进鹦鹉的嘴巴里。

yīng wǔ mǎn zú de zā za zuǐ rán hòu kāi xīn de zài
鹦鹉满足地咂咂嘴，然后开心地在
xiě zì tái shang luàn tiào
写字台上乱跳。

dà zuǐ ba dāng xīn bié cǎi huài le Dà tóu Xiǎo
"大嘴巴！当心！别踩坏了《大头小

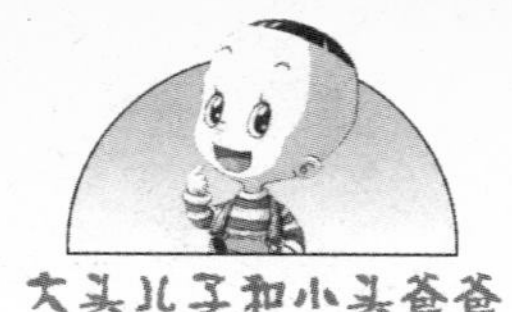

tóu Bào Dà tóu ér zi zháo jí de hǎn qi lai
头报》！”大头儿子着急地喊起来。

yīng wǔ yí xià fēi huí dào kōng zhōng de jià zi shang
鹦鹉一下飞回到空中的架子上，
zài shàng mian jì xù tiào zhe shuō duì bu qǐ duì
在上面继续跳着说：“对不起！对
bu qǐ
不起！”

Dà tóu ér zi jì xù huà zhōng yú huà wán le zuì hòu
大头儿子继续画，终于画完了最后
yì zhāng
一张。

dà tóu er zi bào zhe yīng wǔ zuò zài shā fā shang gěi
大头儿子抱着鹦鹉坐在沙发上，给
tā kàn tā huà de Dà tóu Xiǎo tóu Bào
它看他画的《大头小头报》。

Dà tóu ér zi zhǐ zhe yì duǒ huā huā páng biān xiě zhe
大头儿子指着一朵花，花旁边写着
shuō zhè shì gào su dà jiā hào jiā de xiān
“305”，说：“这是告诉大家305号家的仙
rén zhǎng kāi huā le
人掌开花了。”

Dà tóu ér zi zhǐ zhe yí gè bāo là zhú bāo de wá
大头儿子指着一个包“蜡烛包”的娃

wa shuō zhè shì gào su dà jiā hào jiā xīn chū shēng le
娃说："这是告诉大家102号家新出生了

yí gè xiǎo máo tóu
一个小毛头。"

Dà tóu ér zi zhǐ zhe yí gè tǎng zhe de lǎo nǎi nai
大头儿子指着一个躺着的老奶奶

shuō zhè shì gào su dà jiā hào de pàng nǎi nai shēng
说："这是告诉大家404号的胖奶奶生

bìng le nǐ kàn wǒ bǎ měi yì jiā fā shēng de shì qing
病了……你看，我把每一家发生的事情

dōu huà zài Dà tóu Xiǎo tóu Bào shang zhè yàng dà jiā jiù
都画在《大头小头报》上，这样大家就

zhī dao le jiù huì qù hù xiāng guān xīn le duì ma
知道了，就会去互相关心了，对吗？"

Dà tóu ér zi shuō wán bǎ yì dié bào zhǐ fàng dào
大头儿子说完，把一叠"报纸"放到

dà tóu shang rán hòu zài ràng yīng wǔ zhàn zài bào zhǐ shang
大头上，然后再让鹦鹉站在报纸上：

dà zuǐ ba zǒu xiàn zài wǒ men qù mài bào ò bú
"大嘴巴，走，现在我们去卖报。哦，不

duì wǒ de bào zhǐ bú yào qián shì sòng gěi dà jiā de
对，我的报纸不要钱，是送给大家的。"

yīng wǔ zài Dà tóu ér zi de tóu dǐng shang dà jiào zhe
鹦鹉在大头儿子的头顶上大叫着：

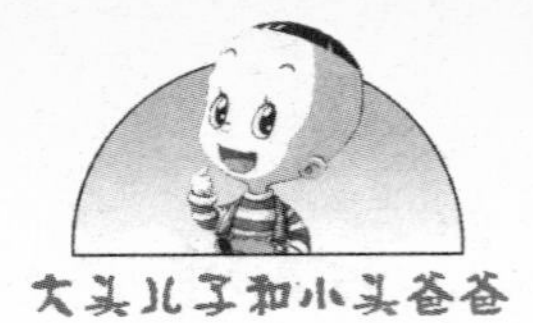

mài bào lou bú yào qián mài bào lou bú yào qián tā
“卖报喽！不要钱！卖报喽！不要钱！”他
men cháo mén wài pǎo qu
们朝门外跑去。

Dà tóu ér zi zǒu dào bié ren de bào tān páng biān kàn
大头儿子走到别人的报摊旁边，看
jian hěn duō rén dōu zài mǎi bào zhǐ
见很多人都在买报纸。

Dà tóu ér zi jiù zài bié ren de bào tān páng biān tíng xia
大头儿子就在别人的报摊旁边停下
hǎn mài Dà tóu Xiǎo tóu Bào yīng wǔ jiù gēn zhe hǎn
喊：“卖《大头小头报》！”鹦鹉就跟着喊
yí jù bú yào qián
一句：“不要钱！”

dà jiā wéi le guò lái
大家围了过来：

shén me shén me Dà tóu Xiǎo tóu Bào kuài gěi
“什么什么？《大头小头报》？快给
wǒ kàn kan
我看看！”

hái bú yào qián zhè zhēn shì tài hǎo le
“还不要钱，这真是太好了！”

zhè xià lín jū yǒu shén me kùn nan wǒ men jiù zhī dao
“这下邻居有什么困难，我们就知道

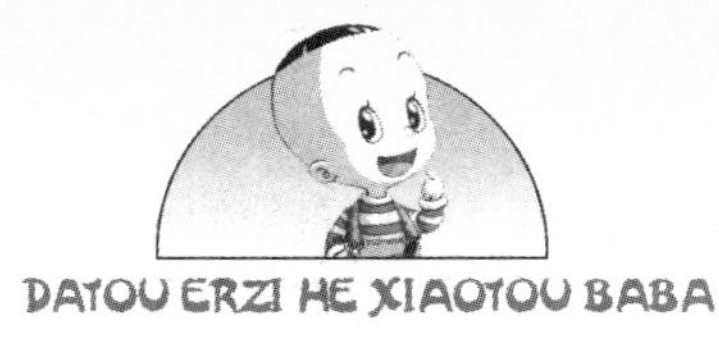

le jiù kě yǐ qù bāng zhù tā men le
了，就可以去帮助他们了！”

……

zhǐ jiàn yīng wǔ yòng dà zuǐ ba cóng zì jǐ de jiǎo dǐ
只见鹦鹉用大嘴巴从自己的脚底
xia chōu chu yì zhāng yì zhāng bào zhǐ lái fēn sòng gěi dà
下，抽出一张一张报纸来分送给大
jiā hěn kuài Dà tóu ér zi tóu dǐng shang hòu hòu de yì dié bào
家，很快大头儿子头顶上厚厚的一叠报
zhǐ jiù méi you le
纸就没有了。

zhè tiān Dà tóu ér zi zài huà bào zhǐ de shí hou
这天大头儿子在画“报纸”的时候，
Xiǎo tóu bà ba kàn jian le shuō Dà tóu ér zi nǐ
小头爸爸看见了，说：“大头儿子，你
zhè yàng huà tài xīn kǔ le yào bu yào wǒ lái bāng bang
这样画太辛苦了，要不要我来帮帮
nǐ ya
你呀？”

Xiǎo tóu bà ba ná qi yì zhāng Dà tóu Xiǎo tóu Bào
小头爸爸拿起一张《大头小头报》，
jiāng tā sǎo miáo jìn diàn nǎo rán hòu èn yí xià dǎ yìn jī
将它扫描进电脑，然后摁一下打印机，

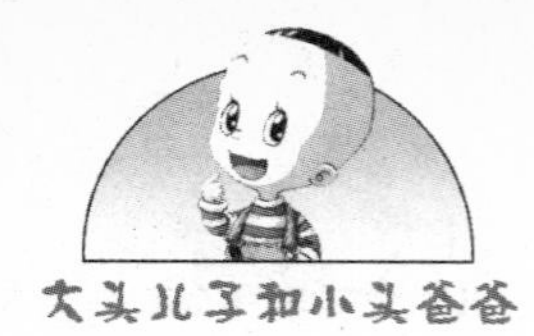

suí zhe qīng wēi de gū zhī gū zhī shēng yí xià chū lai hěn
随着轻微的“咕吱咕吱”声，一下出来很
duō yìn shuā gān jìng zhěng qí de Dà tóu Xiǎo tóu Bào
多印刷干净、整齐的《大头小头报》。

Dà tóu ér zi xiān shì dāi dāi de kàn zhe rán hòu gāo
大头儿子先是呆呆地看着，然后高
xìng de tiào qi lai lǒu zhù Xiǎo tóu bà ba qīn le yí xià xiè
兴地跳起来搂住小头爸爸亲了一下：“谢
xie Xiǎo tóu bà ba
谢小头爸爸！”

Dà tóu ér zi hé yīng wǔ yì qǐ yòu chū qu fēn sòng
大头儿子和鹦鹉一起又出去分送
bào zhǐ le
“报纸”了。

zhè tiān tā men huí lai shí Dà tóu ér zi de tóu dǐng
这天他们回来时，大头儿子的头顶
shang hái liú yǒu yí fèn bào zhǐ zhè fèn shì liú gěi Zhāng
上还留有一份“报纸”。“这份是留给张
yé ye de tā bìng le wǒ gěi tā sòng qu Dà tóu ér zi
爷爷的，他病了，我给他送去。”大头儿子
duì Wéi qún mā ma shuō
对围裙妈妈说。

Dà tóu ér zi èn xiǎng le mén líng Zhāng yé ye tǎng
大头儿子摁响了门铃，张爷爷躺

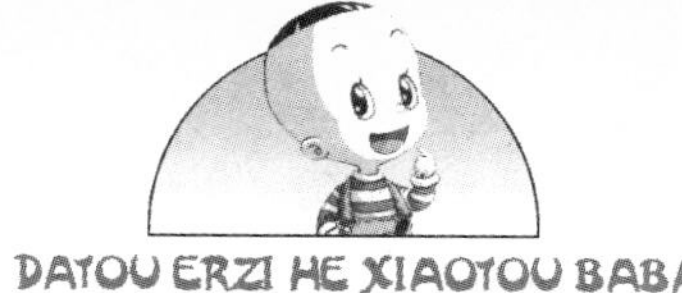

zài chuáng shang xiào zhe shuō wǒ xiàn zài yì tiān bú kàn
在床上笑着说："我现在一天不看

Dà tóu Xiǎo tóu Bào xīn li jiù kōng kōng de jí de wǒ
《大头小头报》，心里就空空的，急得我

ya
呀……"

zhèng shuō zhe mén líng yòu xiǎng le Dà tóu ér zi
正说着，门铃又响了。大头儿子

pǎo qu dǎ kāi mén zhǐ jiàn yōng jin lai hěn duō zuǒ lín yòu
跑去打开门，只见拥进来很多左邻右

shè yǒu de pěng zhe shuǐ guǒ yǒu de ná zhe xiān huā lín
舍，有的捧着水果，有的拿着鲜花。邻

jū men fēn fēn shuō Zhāng yé ye wǒ men cóng Dà
居们纷纷说："张爷爷，我们从《大

tóu Xiǎo tóu Bào shang dé zhī nǐ bìng le xiàn zài lái kàn
头小头报》上得知你病了，现在来看

wàng nǐ dà jiā bǎ dōng xi dōu fàng dào Zhāng yé ye
望你！"大家把东西都放到张爷爷

shǒu shang
手上。

Zhāng yé ye jī dòng de shuō bu chū huà lai zhè
张爷爷激动得说不出话来："这、

zhè rán hòu tā zhuǎn tóu wàng zhe Dà tóu ér zi zhè
这……"然后他转头望着大头儿子，"这

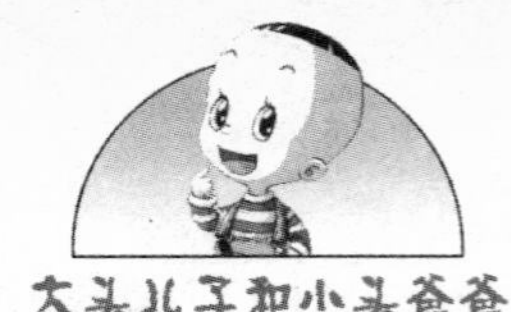

zhēn yào gǎn xiè Dà tóu ér zi hé Xiǎo tóu bà ba shì tā men
真要感谢大头儿子和小头爸爸，是他们
fù zǐ liǎ bàn le zhè me hǎo de yì zhāng bào zhǐ
父子俩办了这么好的一张报纸。”

zhè yì tiān xǐ huan Dà tóu Xiǎo tóu Bào de rén men
这一天，喜欢《大头小头报》的人们
zhàn zài bào tān nà er děng le hǎo cháng shí jiān yě bú jiàn
站在报摊那儿等了好长时间，也不见
Dà tóu ér zi lái sòng Dà tóu Xiǎo tóu Bào
大头儿子来送《大头小头报》。

Dà tóu ér zi jīn tiān zěn me la
“大头儿子今天怎么啦？”

Dà tóu ér zi hé Xiǎo tóu bà ba dà gài pà fán bù xiǎng
“大头儿子和小头爸爸大概怕烦不想
bàn le
办了！”

yào shi méi le Dà tóu Xiǎo tóu Bào wǒ zhēn shì
“要是没了《大头小头报》，我真是
shén me bào zhǐ yě bú yào kàn le
什么报纸也不要看了！”

……

jiù zài dà jiā yì lùn fēn fēn de shí hou Dà tóu ér zi
就在大家议论纷纷的时候，大头儿子

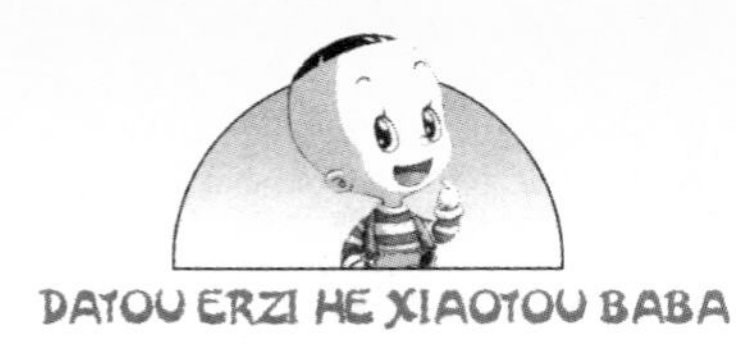

dǐng zhe bào zhǐ hé yīng wǔ jí jí máng máng pǎo lai le duì
顶着报纸和鹦鹉急急忙忙跑来了。“对
bu qǐ ràng nǐ men děng le hěn cháng shí jiān duì bu qǐ
不起！让你们等了很长时间！对不起
Dà tóu ér zi dī shēng shuō dà jiā ná dào le bào
……”大头儿子低声说。大家拿到了报
zhǐ dōu kāi xīn de wǎng jiā li zǒu qu
纸，都开心地往家里走去。

Dà tóu ér zi yě huí dào jiā li kě tā jīn tiān bìng bù
大头儿子也回到家里，可他今天并不
kāi xīn
开心。

nǐ qiáo Xiǎo tóu bà ba hé Wéi qún mā ma chǎo jià
你瞧，小头爸爸和围裙妈妈吵架
le shuí yě bù lǐ shuí zhuō zi shang de fàn cài dōu liáng
了，谁也不理谁，桌子上的饭菜都凉
le tā men yě bù chī zhǐ yǒu Dà tóu ér zi yí gè rén zài
了，他们也不吃，只有大头儿子一个人在
mèn mèn bú lè de chī zhe
闷闷不乐地吃着。

hū rán mén líng xiǎng le Dà tóu ér zi xiān shì yì
忽然门铃响了，大头儿子先是一
jīng kě mǎ shàng liǎn shang jiù lù chū le xiào róng
惊，可马上脸上就露出了笑容。

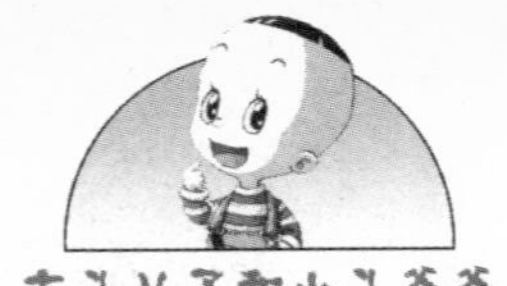

Dà tóu ér zi bǎ mén dǎ kāi le wā quán shì lín jū
大头儿子把门打开了,哇!全是邻居
men Xiǎo tóu bà ba hé Wéi qún mā ma chī jīng de duì wàng
们,小头爸爸和围裙妈妈吃惊地对望
zhe yí gè lín jū ná zhe yì zhāng xiě yǒu duì bu qǐ de
着。一个邻居拿着一张写有“对不起”的
kǎ piàn hé yì zhī hóng méi gui sāi gěi Xiǎo tóu bà ba rán
卡片和一枝红玫瑰,塞给小头爸爸,然
hòu zhǎ zhe yǎn jing yào Xiǎo tóu bà ba qù sòng gěi Wéi qún mā
后眨着眼睛,要小头爸爸去送给围裙妈
ma Xiǎo tóu bà ba niǔ niǔ ní ní de zǒu guo qu jiāo gěi Wéi
妈。小头爸爸扭扭怩怩地走过去交给围
qún mā ma Wéi qún mā ma jiē guo lai yí kàn jiù xiào le rán
裙妈妈,围裙妈妈接过来一看就笑了,然
hòu gù yì shēng qì de wàng zhe Dà tóu ér zi wèn shì bu
后故意生气地望着大头儿子问:“是不
shì nǐ qù bǎ dà jiā hǎn lái de
是你去把大家喊来的?”

Dà tóu ér zi jí máng shuō méi méi you
大头儿子急忙说:“没、没有……”

lín jū men yì qǐ jǔ qi Dà tóu Xiǎo tóu Bào shuō
邻居们一起举起《大头小头报》说:
shì Dà tóu Xiǎo tóu Bào bǎ wǒ men hǎn lái de zhǐ jiàn
“是《大头小头报》把我们喊来的!”只见

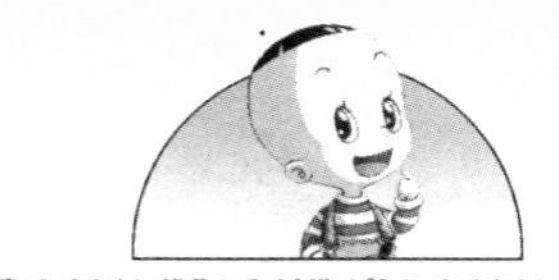

bào zhǐ shang huà zhe Xiǎo tóu bà ba hé Wéi qún mā ma chǎo
“报纸”上画着小头爸爸和围裙妈妈吵
jià de yàng zi páng biān hái xiě zhe dà dà de mén pái hào mǎ
架的样子，旁边还写着大大的门牌号码
“101”。

Wéi qún mā ma yí xià lǒu zhù Dà tóu ér zi zhēn méi
围裙妈妈一下搂住大头儿子：“真没
you xiǎng dào Dà tóu Xiǎo tóu Bào hái bāng le wǒ men zì jǐ
有想到《大头小头报》还帮了我们自己
jiā zhè me dà de máng shuō wán shǐ jìn qīn le Dà tóu ér
家这么大的忙！”说完使劲亲了大头儿
zi yí xià
子一下。

Xiǎo tóu bà ba shuō kàn qi lai wǒ zhè ge máng yě
小头爸爸说：“看起来我这个忙也
méi bái bāng Xiǎo tóu bà ba yě shǐ jìn qīn le Dà tóu ér zi
没白帮！”小头爸爸也使劲亲了大头儿子
yí xià Dà tóu ér zi dāng zhe dà jiā de miàn bù hǎo yì
一下。大头儿子当着大家的面，不好意
si de dī xia le tóu
思地低下了头。

yīng wǔ hū rán jiào qi lai tiào tiào táng tiào
鹦鹉忽然叫起来：“跳跳糖！跳

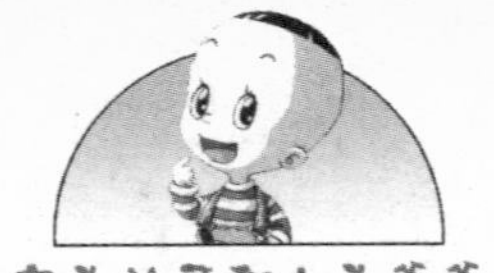

tiào táng
跳糖！”

suǒ yǒu de xiǎo hái yì tīng dōu jí máng zài zì jǐ de
所有的小孩一听，都急忙在自己的
kǒu dai li zhǎo zhǎo dào le jiù sī kai bāo zhuāng zhǐ bǎ
口袋里找，找到了就撕开包装纸，把
tiào tiào táng dào jìn yīng wǔ de zuǐ ba li zhǐ jiàn yīng wǔ
跳跳糖倒进鹦鹉的嘴巴里。只见鹦鹉
yì biān chī yì biān tiào yì biān yòng chì bǎng bǎ yì zhāng
一边吃，一边跳，一边用翅膀把一张

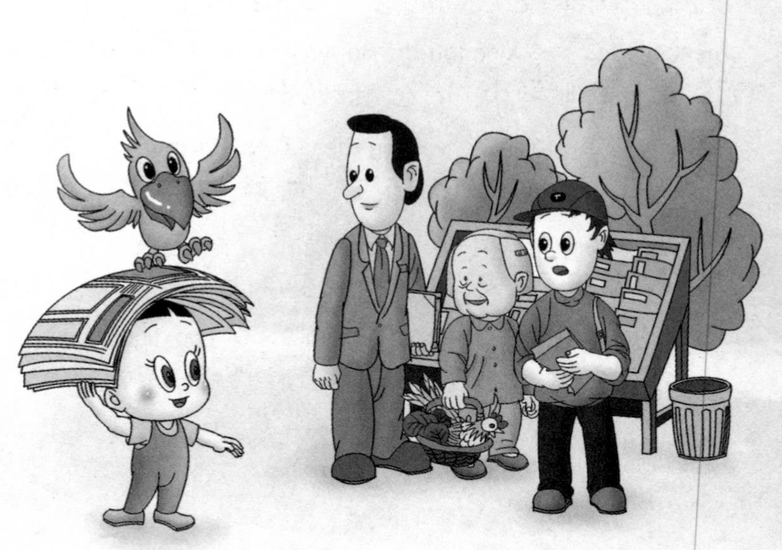

Dà tóu Xiǎo tóu Bào jǔ qi lai hǎn bú yào qián bú
《大头小头报》举起来喊："不要钱！不

yào qián
要钱！"

hōng de yí xià xiào shēng zhuāng mǎn le zhěng
"轰"地一下，笑声装满了整

gè xiǎo wū
个小屋。

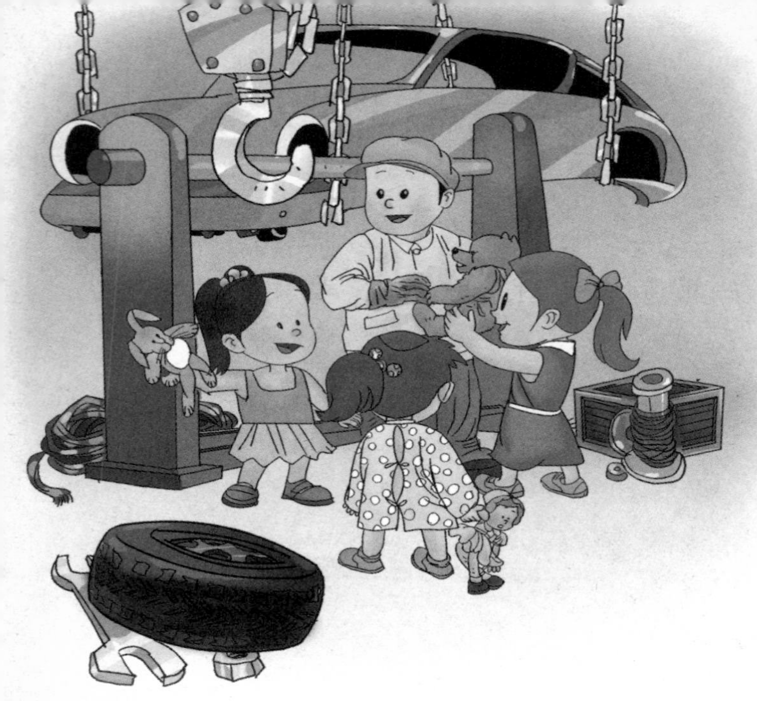

wán jù yī yuàn
玩 具 医 院

wǎn shang Dà tóu ér zi zài wán tā de qì chē Xiǎo tóu bà ba zài kàn xīn wén
晚上，大头儿子在玩他的汽车，小头爸爸在看新闻。

Dà tóu ér zi de qì chē zhōng yǒu hǎo xiē dōu shì huài de diào lún zi de diào mén de kāi bu dòng de Dà
大头儿子的汽车中有好些都是坏的：掉轮子的、掉门的、开不动的……大

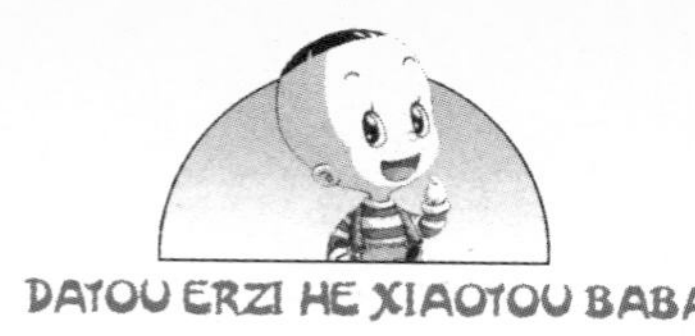

tóu ér zi ná lai gōng jù xiāng rèn zhēn de xiū lǐ zhe Dà
头儿子拿来工具箱，认真地修理着。大
tóu ér zi xiū zhe xiū zhe tīng jian xīn wén li zài shuō běn
头儿子修着修着，听见新闻里在说："本
shì méi gui lù xīn kāi le yì jiā qì chē yī yuàn zhuān mén xiū
市玫瑰路新开了一家汽车医院，专门修
lǐ gè zhǒng qì chē
理各种汽车。"

Dà tóu ér zi yí xià zuò dào Xiǎo tóu bà ba huái li
大头儿子一下坐到小头爸爸怀里，
zhǐ zhe diàn shì jī xīng fèn de shuō diàn shì li shuō yǒu qì
指着电视机兴奋地说："电视里说有汽
chē yī yuàn nǐ míng tiān yí dìng yào dài wǒ qù
车医院，你明天一定要带我去！"

Xiǎo tóu bà ba shuō nǐ yào dào qì chē yī yuàn qù
小头爸爸说："你要到汽车医院去
gàn shén me wǒ yǒu hěn duō qì chē dōu shēng bìng le
干什么？""我有很多汽车都生病了，
suǒ yǐ yào qù shuō zhe tā zhǐ zhi dì shang de yì duī
所以要去。"说着，他指指地上的一堆
huài qì chē
坏汽车。

Xiǎo tóu bà ba niǔ tóu yí kàn dà xiào qi lai tā zǒu
小头爸爸扭头一看大笑起来，他走

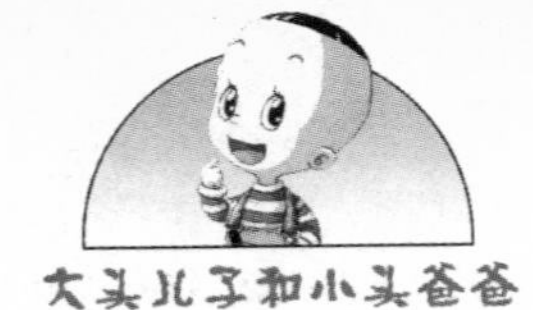

guo qu ná qi yí liàng wǒ de shǎ ér zi ai rén jia nà
过去拿起一辆："我的傻儿子哎！人家那
ge qì chē yī yuàn xiū lǐ de shì zhēn de zài mǎ lù shang kāi
个汽车医院修理的是真的、在马路上开
de qì chē ér nǐ zhè xiē shì wán jù qì chē rén jia bù xiū
的汽车；而你这些是玩具汽车，人家不修
lǐ de
理的。"

Dà tóu ér zi yí duò jiǎo shēng qì de shuō wǒ bù
大头儿子一跺脚生气地说："我不
xiāng xìn zhǐ yào shì qì chē yī yuàn jiù yīng gāi shén me qì
相信。只要是汽车医院就应该什么汽
chē dōu xiū lǐ
车都修理。"

Xiǎo tóu bà ba yáo zhe xiǎo tóu shuō hǎo hǎo hǎo bú
小头爸爸摇着小头说："好好好，不
xìn wǒ míng tiān dài nǐ qù
信我明天带你去！"

dì èr tiān yí dà zǎo Dà tóu ér zi jiù gēn Xiǎo tóu bà
第二天一大早，大头儿子就跟小头爸
ba yì qǐ lái dào le méi gui lù shang de qì chē yī yuàn
爸一起来到了玫瑰路上的汽车医院。

Xiǎo tóu bà ba hū rán zài mén kǒu zhàn zhù shuō wǒ
小头爸爸忽然在门口站住说："我

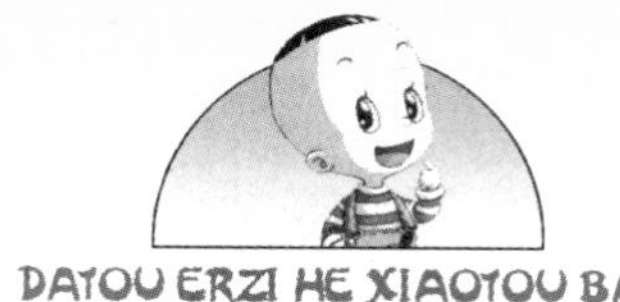

jué de wǒ jìn qu bù hé shì hái shi nǐ zì jǐ jìn qu wèn ba
觉得我进去不合适，还是你自己进去问吧！”

Dà tóu ér zi hěn qí guài wèi shén me
大头儿子很奇怪：“为什么？”

Xiǎo tóu bà ba dūn xia lai shuō yīn wei wǒ shì dà rén rén jia huì xiào hua wǒ de
小头爸爸蹲下来说：“因为我是大人，人家会笑话我的。”

wǒ cái bú pà bèi bié ren xiào hua ne hǎo ba nǐ jiù zài zhè er děng zhe wǒ shuō wán Dà tóu ér zi dú zì jìn qu le
“我才不怕被别人笑话呢！好吧，你就在这儿等着我。”说完大头儿子独自进去了。

wā lǐ miàn hǎo dà ya dào chù fàng zhe qì chē pèi jiàn lún tāi zuò yǐ chē chuāng fā dòng jī děng yǒu jǐ gè shū shu zhèng zài gěi yí liàng chāi le lún tāi de chē huàn shang xīn lún tāi
哇，里面好大呀，到处放着汽车配件：轮胎、座椅、车窗、发动机等，有几个叔叔正在给一辆拆了轮胎的车换上新轮胎。

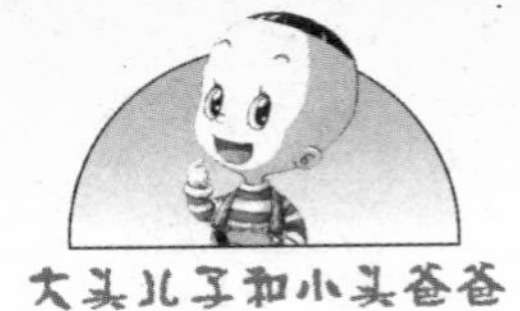

Dà tóu ér zi hào qí de kàn zhe
大头儿子好奇地看着。

zhè shí cóng lǐ miàn zǒu chu lai yí wèi gè zi gāo gāo hú zi hēi hēi de shū shu tā wèn Dà tóu ér zi xiǎo péng yǒu nǐ zhǎo shuí
这时从里面走出来一位个子高高、胡子黑黑的叔叔。他问大头儿子："小朋友，你找谁？"

Dà tóu ér zi yáo yao tóu wǒ bù zhǎo shuí
大头儿子摇摇头："我不找谁！"

nà nǐ yǒu shén me shì ma
"那你有什么事吗？"

yǒu wǒ shì dào qì chē yī yuàn lái xiū lǐ wǒ de qì chē de Dà tóu ér zi biān shuō biān cóng hǎo jǐ gè kǒu dai li tāo chu jìn shí liàng huài qì chē pái chéng yí liù fàng zài dì shang
"有，我是到汽车医院来修理我的汽车的！"大头儿子边说，边从好几个口袋里掏出近十辆坏汽车，排成一溜放在地上。

páng biān xiū chē de jǐ gè shū shu kàn jian le dōu dà xiào qi lai kě Dà tóu ér zi cái bú pà tā men xiào hua ne
旁边修车的几个叔叔看见了，都大笑起来。可大头儿子才不怕他们笑话呢，

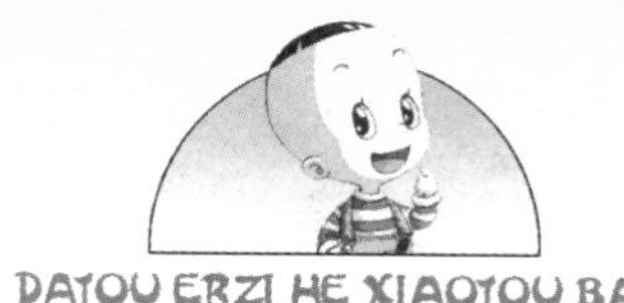

tā jiē zhe shuō nǐ men kāi le yì jiā qì chē yī yuàn jiù
他接着说："你们开了一家汽车医院，就
yīng gāi xiū lǐ suǒ yǒu de qì chē wǒ men xiǎo péng yǒu yǒu hěn
应该修理所有的汽车！我们小朋友有很
duō hěn duō huài le de qì chē dōu bù néng wán le
多很多坏了的汽车都不能玩了！"

gāo gè zi shū shu yì biān zhuā zhe tóu pí yì biān sī
高个子叔叔一边抓着头皮，一边思
kǎo zhe shuō yǒu dào li nǐ shuō de duì ràng wǒ xiǎng yi
考着说："有道理，你说得对，让我想一
xiǎng zhè yàng ba wǒ men zài qì chē yī yuàn li zài
想……这样吧，我们在汽车医院里再
zhuān mén kāi shè yí gè wán jù qì chē mén zhěn shì
专门开设一个'玩具汽车门诊室'，
zhuān mén gěi xiǎo péng yǒu de qì chē kàn bìng jiù xiàng yī
专门给小朋友的汽车看病，就像医
yuàn li zhuān mén kāi shè de ér kē mén zhěn yí yàng
院里专门开设的儿科门诊一样……"

shū shu hái méi shuō wán Dà tóu ér zi jiù gāo xìng de
叔叔还没说完，大头儿子就高兴得
zhí huàng dà tóu rán hòu chòng zhe shū shu bēn guo qu gāng yào
直晃大头，然后冲着叔叔奔过去刚要
tiào qi lai shū shu què hài pà de shēn chu shuāng shǒu sǐ sǐ
跳起来，叔叔却害怕得伸出双手死死

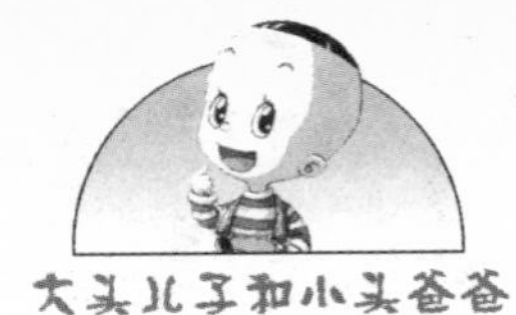

dǎng zhù　bié　bié pèng wǒ　nǐ de dà tóu　néng
挡住："别、别碰我，你的大头……能
zhuàng sǐ rén
撞死人！"

Dà tóu ér zi jiù lí kāi shū shu yuǎn yì xiē shuō　wǒ
大头儿子就离开叔叔远一些说："我
zhè shì gāo xìng　bú shì xiǎng zhuàng nǐ　nǐ bié hài pà
这是高兴，不是想撞你，你别害怕！"
rán hòu zhuǎn shēn cháo mén wài pǎo qu　dào le mén kǒu yòu
然后转身朝门外跑去，到了门口又
tíng xia shuō　wǒ yào gǎn jǐn qù gào su Xiǎo tóu bà ba
停下说，"我要赶紧去告诉小头爸爸！"

Dà tóu ér zi hái méi zǒu dào huā tán biān　jiù duì děng
大头儿子还没走到花坛边，就对等
hòu zhe de Xiǎo tóu bà ba dà shēng shuō　qì chē yī yuàn
候着的小头爸爸大声说："汽车医院
yào kāi shè　wán jù qì chē mén zhěn shì　le　zhè xià wǒ
要开设'玩具汽车门诊室'了，这下我
men xiǎo péng yǒu de qì chē shēng bìng le　jiù yě néng dào qì
们小朋友的汽车生病了，就也能到汽
chē yī yuàn li lái kàn bìng le
车医院里来看病了！"

jǐ tiān yǐ hòu
几天以后。

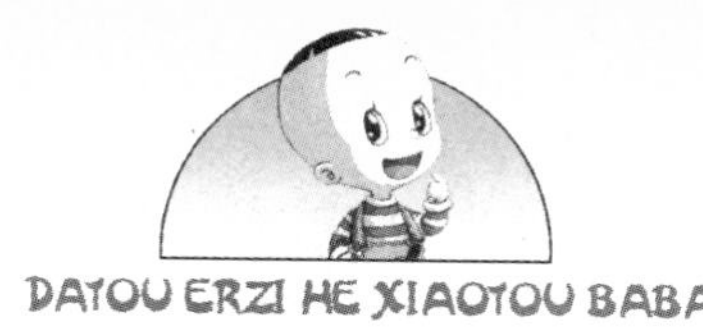

zài qì chē yī yuàn de mén kǒu wǎng liǎng biān pái zhe
在汽车医院的门口，往两边排着
liǎng zhī cháng cháng de duì wu yì zhī shì gè zhǒng gè yàng
两支长长的队伍：一支是各种各样
de zhēn chē yì zhī shì gè zhǒng gè yàng de wán jù chē
的真车；一支是各种各样的玩具车。
zhēn chē de sī jī dōu zuò zài gè zì de jià shǐ shì li wàng
真车的司机都坐在各自的驾驶室里，望
zhe yì biān de hái zi hé wán jù chē yí gè jìn de xiào hua
着一边的孩子和玩具车，一个劲地笑话
tā men
他们。

hē tā men yě lái xiū chē xiàng zhēn de yí
“呵，他们也来修车？像真的一
yàng
样！”

fāng xiàng pán zài nǎ er zhī dao ma
“方向盘在哪儿，知道吗？”

qiáo wǒ men cái shì zhēn zhèng de sī jī ne
“瞧我们才是真正的司机呢！”

……

tā men shuō zhe hái chòng xiǎo hái lián èn lǎ ba
他们说着还冲小孩连摁喇叭。

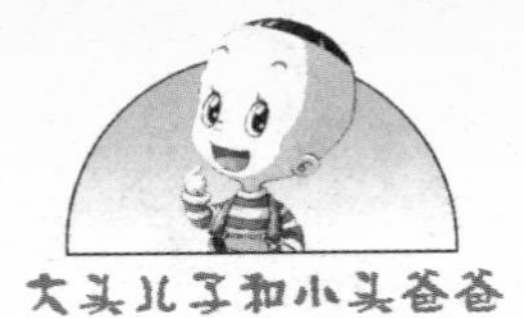

hái zi men yě shēng qì le

孩子们也生气了。

nǐ men suàn shén me sī jī ya yì rén zhǐ yǒu yí liàng chē

“你们算什么司机呀？一人只有一辆车！”

jiù shì wǒ yí gè rén jiù yǒu èr shí liàng

“就是，我一个人就有二十辆！”

Dà tóu ér zi pǎo dào qián mian shuō wǒ de chē dōu shì zuì bàng de qiáo fǎ lā lì bǎo shí jié kǎi dí lā kè bēn chí nǐ men yǒu ma hng

大头儿子跑到前面说：“我的车都是最棒的！瞧，法拉利、保时捷、凯迪拉克、奔驰……你们有吗？哼！”

sī jī men hā hā dà xiào qi lai

司机们哈哈大笑起来。

yí huì er xiǎo péng yǒu men dōu bào zhe xiū lǐ hǎo de chē gāo xìng de cóng lǐ miàn zǒu chu lai tā men zhèng hǎo yù shang yí gè bào wá wa de nǚ hái

一会儿，小朋友们都抱着修理好的车高兴地从里面走出来，他们正好遇上一个抱娃娃的女孩。

nǚ hái kàn zhe tā men zì yán zì yǔ dào yā zhè

女孩看着他们，自言自语道：“呀，这

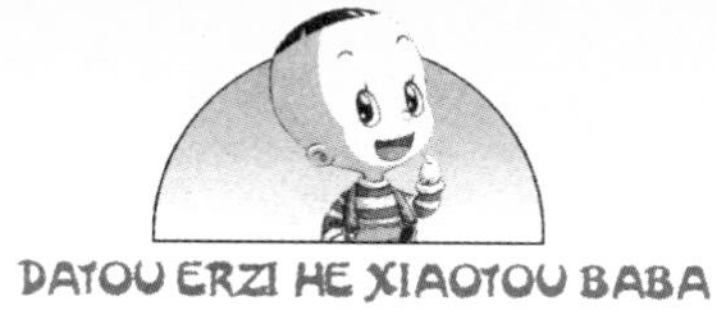

er yǒu xiū wán jù de zhēn hǎo
儿有修玩具的，真好！”

nǚ hái zhuǎn shēn wǎng lóu qún pǎo qu
女孩转身往楼群跑去。

yí huì er yǒu hěn duō nǚ hái wǎng qì chē yī yuàn
一会儿，有很多女孩往汽车医院
pǎo tā men yǒu de bào zhe shǎo gē bo de bù wá wa yǒu
跑，她们有的抱着少胳膊的布娃娃，有
de bào zhe quē ěr duo de cháng máo tù yǒu de tuō zhe shǎo
的抱着缺耳朵的长毛兔，有的拖着少
lún zi de xiǎo mù chē děng
轮子的小木车等。

dà gè zi shū shu zháo jí de shuō āi yā yā wǒ
大个子叔叔着急地说：“哎呀呀，我
men zhè er kě bú shì wán jù xiū lǐ pù
们这儿可不是玩具修理铺。”

yí gè zā biàn zi de nǚ hái shuō shū shu nǐ piān
一个扎辫子的女孩说：“叔叔你偏
xīn jiù gěi nán hái zi xiū lǐ wán jù bù gěi nǚ hái zi xiū
心，就给男孩子修理玩具，不给女孩子修
lǐ wán jù
理玩具！”

nǚ hái zi men yí xià bǎ shū shu wéi le qǐ lái dà
女孩子们一下把叔叔围了起来，大

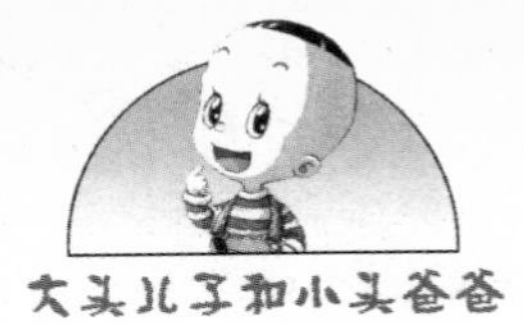

jiào shū shu piān xīn shū shu piān xīn
叫："叔叔偏心！叔叔偏心！"

shū shu xiào zhe yòu zhuā qǐ tóu pí lai hǎo hǎo hǎo
叔叔笑着又抓起头皮来："好好好，
ràng wǒ zài xiǎng yi xiǎng nǐ men shuō de yǒu dào li zhè
让我再想一想。你们说得有道理，这
yàng ba míng tiān hé hòu tiān shì shuāng xiū rì nǐ men bú
样吧，明天和后天是双休日，你们不
shàng yòu ér yuán nǐ men de bà ba mā ma yě bú shàng
上幼儿园，你们的爸爸妈妈也不上
bān dà jiā dōu lái yì qǐ zào fáng zi wǒ men gàn cuì zhuān
班，大家都来一起造房子，我们干脆专
mén kāi yí gè wán jù yī yuàn nǐ men tóng yì ma
门开一个'玩具医院'，你们同意吗？"

nǚ hái zi men yì tīng dōu huān hū qi lai tóng yì
女孩子们一听都欢呼起来："同意！
tóng yì xīng qī liù zǎo chen tài yáng hái méi you chū lai
同意！"星期六早晨，太阳还没有出来，
xǔ duō bà ba mā ma hé xǔ duō hái zi yǒu de tuī chē yǒu
许多爸爸妈妈和许多孩子，有的推车，有
de lā chē yǒu de qì zhuān yǒu de ná qiāo yǒu de bàn
的拉车，有的砌砖，有的拿锹，有的拌
shuǐ ní dà jiā kuài lè de máng zhe zhǐ jiàn fáng zi yì
水泥……大家快乐地忙着，只见房子一

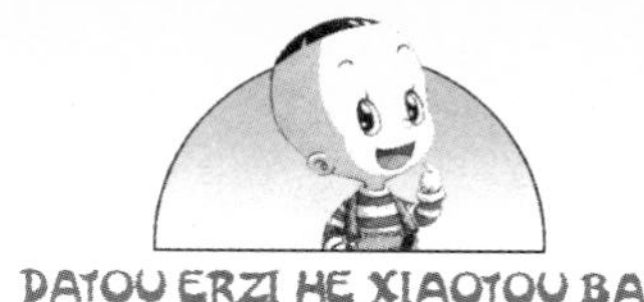

diǎn yì diǎn zào qi lai le dà gè zi shū shu guà zhe shào
点一点造起来了。大个子叔叔挂着哨
zi yí huì er chòng zhè er chuī yí huì er chòng nà er
子，一会儿冲这儿吹，一会儿冲那儿
chuī jiù xiàng yí gè zǒng zhǐ huī
吹，就像一个总指挥。

fáng zi zào hǎo le nà shì yí dòng měi lì de chéng
房子造好了，那是一栋美丽的城
bǎo shì de fáng zi
堡似的房子。

Xiǎo tóu bà ba jǔ qi Dà tóu ér zi zài mén kǒu guà
小头爸爸举起大头儿子，在门口挂
shang le xiě zhe wán jù yī yuàn de dà mù pái xiǎo péng
上了写着“玩具医院”的大木牌。小朋
yǒu hé jiā zhǎng men gǔ zhǎng huān hū hái wǎng kōng zhōng
友和家长们鼓掌、欢呼，还往空中
fàng chu qì qiú
放出气球。

zài wán jù yī yuàn lǐ miàn fēn bié yǒu hěn duō
在“玩具医院”里面，分别有很多
xiǎo wū měi gè xiǎo wū wài mian dōu guà zhe yí kuài xiǎo xiǎo
小屋，每个小屋外面都挂着一块小小
de jīng zhì de pái zi shàng mian xiě zhe bù wá wa mén
的、精致的牌子，上面写着：布娃娃门

zhěn shì xiǎo qì chē mén zhěn shì xiǎo shǒu qiāng mén zhěn
诊室，小汽车门诊室，小手枪门诊

shì jī mù mén zhěn shì dòng wù wán jù mén zhěn shì
室，积木门诊室，动物玩具门诊室……

jǐ tiān hòu de yí gè wǎn shang Dà tóu ér zi hé Xiǎo tóu bà
几天后的一个晚上，大头儿子和小头爸

ba yì qǐ kàn xīn wén
爸一起看新闻。

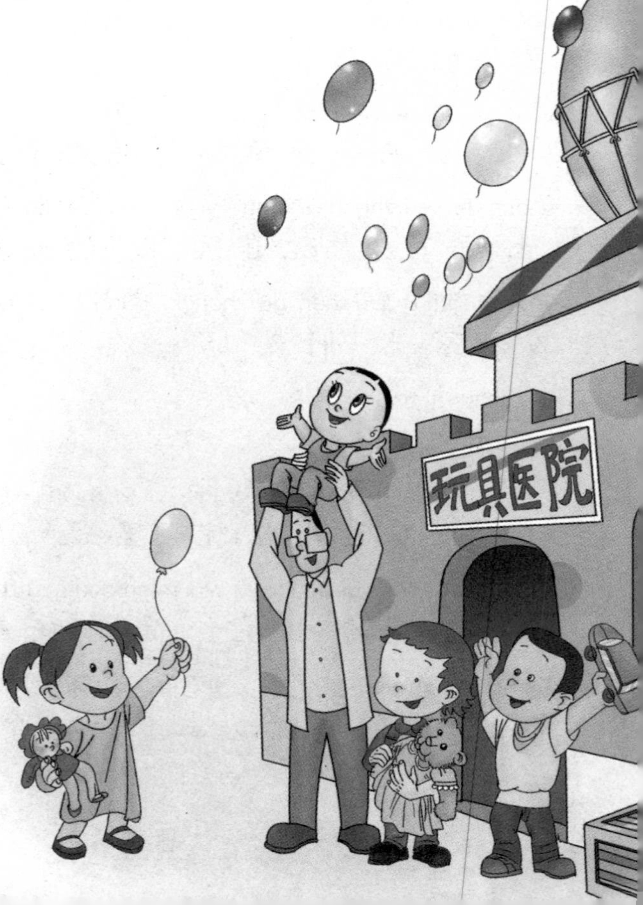

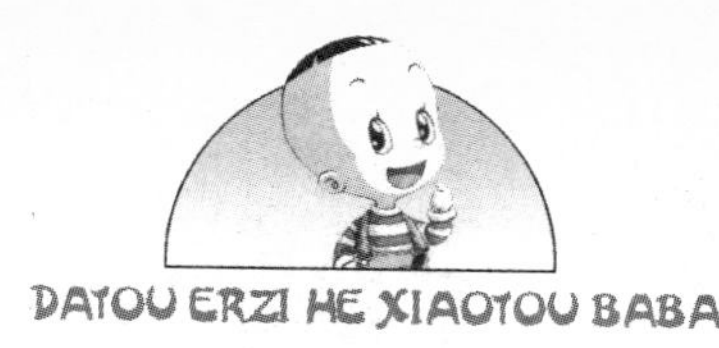

diàn shì xīn wén li shuō　jì běn shì méi gui lù shang
电视新闻里说："继本市玫瑰路上

de qì chē yī yuàn　zuì jìn yòu xīn kāi chu yì jiā wán jù yī
的汽车医院，最近又新开出一家玩具医

yuàn　zhè jiā wán jù yī yuàn shì yóu qì chē yī yuàn de gōng
院，这家玩具医院是由汽车医院的工

rén hé fù jìn de hái zi men yǐ jí tā men de jiā zhǎng　lì
人和附近的孩子们以及他们的家长，利

yòng shuāng xiū rì gòng tóng jiàn zào de
用双休日共同建造的。"

Dà tóu ér zi hé Xiǎo tóu bà ba kàn dào zhè er　gāo
大头儿子和小头爸爸看到这儿，高

xìng de cóng shā fā shang gǔn dào dì shang　dà tóu dǐng qi le
兴得从沙发上滚到地上，大头顶起了

xiǎo tóu
小头……

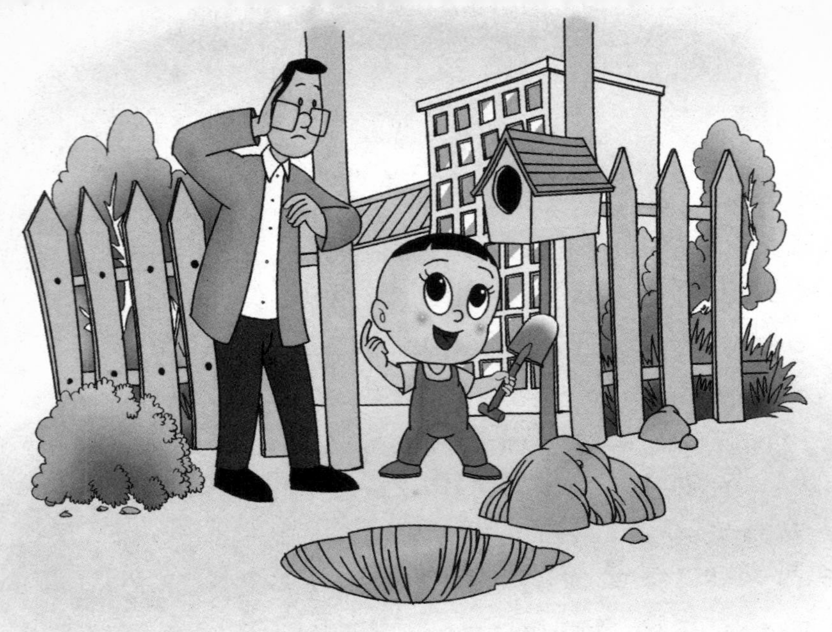

dì dǐ xia de "lín jū"
地底下的"邻居"

Dà tóu ér zi zài fáng zi hòu mian de kòng dì shang yòng chǎn zi fèn lì wā zhe ní tǔ, ní tǔ xiàng yǔ yí yàng màn tiān sǎn kai。Xiǎo tóu bà ba xīn mǎi le yí gè dà zǎo pén, yòng xiǎo tóu dǐng zhe zhèng cóng yuǎn chù zǒu lai, zhǐ jiàn fēi qi

大头儿子在房子后面的空地上，用铲子奋力挖着泥土，泥土像雨一样漫天散开。小头爸爸新买了一个大澡盆，用小头顶着正从远处走来，只见飞起

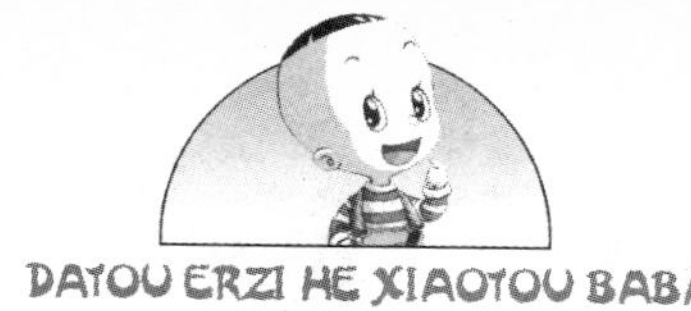

lai de ní tǔ pī li pā lā zá zài zǎo pén dǐ shang
来的泥土噼里啪啦砸在澡盆底上。

Xiǎo tóu bà ba bǎ dà zǎo pén cháo dì shang yì rēng
小头爸爸把大澡盆朝地上一扔，
zhèng hǎo gài zhù yì zhī má que tā yě bù zhī dao Dà tóu
正好盖住一只麻雀他也不知道:“大头
ér zi nǐ zài gàn shén me wǒ zài wā Měi guó Dà
儿子！你在干什么？”“我在挖美国！”大
tóu ér zi biān jué biān huí dá
头儿子边掘边回答。

Xiǎo tóu bà ba yí lèng nǐ zài shuō yí biàn
小头爸爸一愣:“你再说一遍！”

wǒ zài wā Měi guó dà ěr duo shuō Měi guó jiù zài wǒ
“我在挖美国！大耳朵说美国就在我
men de dì dǐ xia wǒ xiǎng wā gè dòng kàn kan Xiǎo tóu bà
们的地底下，我想挖个洞看看。小头爸
ba nǐ lái hé wǒ yì qǐ wā hǎo ma
爸，你来和我一起挖好吗？”

Xiǎo tóu bà ba zhèng yào zǒu guo qu hū rán tīng jian fàng
小头爸爸正要走过去，忽然听见放
zài dì shang de zǎo pén li chuán lai dǔ dǔ dǔ de shēng
在地上的澡盆里传来“笃笃笃”的声
yīn tā zhàn zhù le jīng yà de kàn zhe nán dào Měi guó
音。他站住了，惊讶地看着:“难道美国

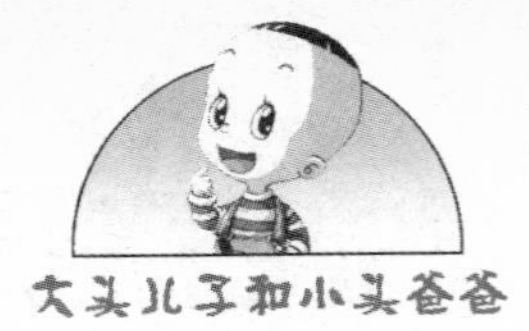

zhēn de zài dì dǐ xia
真的在地底下？”

Xiǎo tóu bà ba de dǎ zhe zhāo hu
小头爸爸“Hello！ Hello”地打着招呼

zǒu guo qu měng de xiān kai zǎo pén zhǐ jiàn má què dū
走过去，猛地掀开澡盆，只见麻雀“嘟”

de fēi chu lai xiān zài Xiǎo tóu bà ba de xiǎo tóu shang tíng
地飞出来，先在小头爸爸的小头上停

xia rán hòu cái wǎng yuǎn chù fēi qu
下，然后才往远处飞去。

Xiǎo tóu bà ba hē hē xiào zhe shuō yuán lái shì yì
小头爸爸呵呵笑着说：“原来是一

zhī Měi guó niǎo
只美国鸟！”

shén me nǐ yǐ jing kàn jian Měi guó niǎo le nà wǒ
“什么？你已经看见美国鸟了？那我

zài bǎ dòng wā de dà yì xiē jiù yí dìng néng kàn jian Měi guó
再把洞挖得大一些，就一定能看见美国

rén le Dà tóu ér zi gèng lái jìn le
人了！”大头儿子更来劲了。

Xiǎo tóu bà ba shuō Dà tóu ér zi nǐ nòng cuò le
小头爸爸说：“大头儿子你弄错了，

Měi guó zhǐ shì zài dì qiú de lìng yì biān nǐ zhè yàng wā shì
美国只是在地球的另一边，你这样挖是

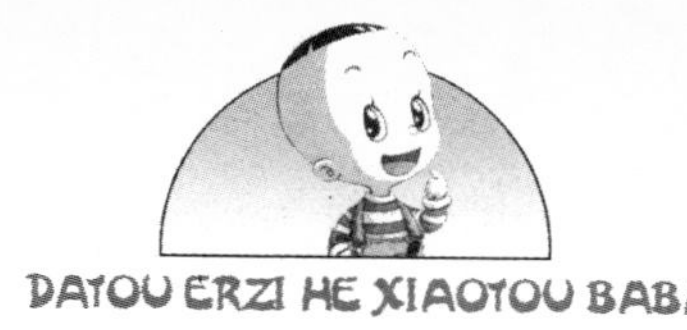

yǒng yuǎn yě wā bu dào de
永远也挖不到的。”

jì rán zài lìng yì biān wèi shén me wā bu dào ne
“既然在另一边，为什么挖不到呢？”

yīn wei dì qiú hěn dà hěn dà zuì wài miàn de jiào dì
“因为地球很大很大，最外面的叫地

qiào zhōng jiān de jiào dì màn zuì lǐ miàn de jiào dì hé
壳，中间的叫地幔，最里面的叫地核。

jiù nǐ zhè yàng wā lián dì qiào dōu bié xiǎng wā dào
就你这样挖，连地壳都别想挖到。”

Dà tóu ér zi tíng zhù bù wā le tā xiǎng le xiǎng
大头儿子停住不挖了，他想了想，

hū rán shuō nà wǒ zǒng néng wā dào bié de dōng xi wǒ
忽然说：“那我总能挖到别的东西。我

hái shi yào wā shuō wán tā yòu wā qi lai
还是要挖！”说完他又挖起来。

Xiǎo tóu bà ba jiàn Dà tóu ér zi wā de mǎn liǎn shì
小头爸爸见大头儿子挖得满脸是

ní mǎn shēn shì hàn jiù zhuā zhua xiǎo tóu shuō nà wǒ
泥，满身是汗，就抓抓小头说：“那我

jiù gēn nǐ yì qǐ wā ba shuí ràng wǒ men shì yí duì fù
就跟你一起挖吧，谁让我们是一对父

zǐ ne
子呢！”

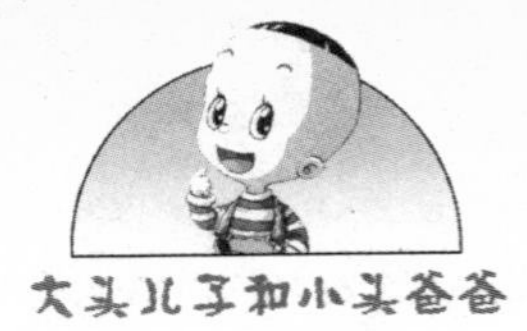

tā men yì qǐ wā ya wā
他们一起挖呀挖。

dì shang de dòng yuè lái yuè dà chà bu duō jiù gēn nà ge dà zǎo pén yí yàng dà le
地上的洞越来越大，差不多就跟那个大澡盆一样大了。

tā men zuò zài dòng biān xiū xi
他们坐在洞边休息。

Xiǎo tóu bà ba wèn nǐ dǎ suan hái wā xia qu ma
小头爸爸问：“你打算还挖下去吗？”

Dà tóu ér zi shuō dāng rán wǒ yào yì zhí wā dào yǒu shén me dōng xi wéi zhǐ
大头儿子说：“当然，我要一直挖到有什么东西为止。”

Xiǎo tóu bà ba yáo zhe xiǎo tóu cháo dòng li wàng qu yí nà dòng li hǎo xiàng zhēn de yǒu yí yàng shén me dōng xi
小头爸爸摇着小头朝洞里望去——咦？那洞里好像真的有一样什么东西！

Xiǎo tóu bà ba jīng jiào dào Dà tóu ér zi nǐ
小头爸爸惊叫道：“大头儿子！你

kuài kàn
快看！”

Dà tóu ér zi gǎn jǐn zhàn qi lai cháo dòng li wàng
大头儿子赶紧站起来朝洞里望

qu zhǐ jiàn dòng dǐ xia yǒu yàng shēn huī sè de dōng xi zài
去，只见洞底下有样深灰色的东西在

dòng Dà tóu ér zi jiào qi lai shì yì zhī lǎo shu
动，大头儿子叫起来：“是一只老鼠！”

cái bú shì ne Xiǎo tóu bà ba yě zhàn le qǐ lái
“才不是呢！”小头爸爸也站了起来，

nà shì yì zhī yǎn shǔ
“那是一只鼹鼠！”

yǎn shǔ zhēn de ma wǒ men kuài pá xia qu kàn
“鼹鼠？真的吗？我们快爬下去看

kan dà tóu ér zi shuō wán xiǎo xīn de pá jìn dòng li
看！”大头儿子说完小心地爬进洞里，

xiǎo xīn de pěng qi yǎn shǔ à tóu biǎn biǎn de wěi ba
小心地捧起鼹鼠，“啊，头扁扁的，尾巴

hé jiǎo duǎn duǎn de yǎn jing pà jiàn guāng xiàn wǒ wā
和脚短短的，眼睛怕见光线……我挖

dào yì zhī yǎn shǔ lou
到一只鼹鼠喽！”

Dà tóu ér zi pá chū dòng lai wǒ yào bǎ yǎn shǔ dài
大头儿子爬出洞来：“我要把鼹鼠带

huí jiā qu
回家去！”

bù xíng yǎn shǔ pà guāng
“不行，鼹鼠怕光。”

wǒ men bái tiān lā shang chuāng lián wǎn shang bù kāi dēng
“我们白天拉上窗帘，晚上不开灯。”

bù xíng yǎn shǔ yǒu yì gǔ chòu wèi
“不行，鼹鼠有一股臭味。”

wǒ bǎ tā cáng zài wǒ de gé lóu shang yòng zhè zhī dà zǎo pén gài zhù
“我把它藏在我的阁楼上，用这只大澡盆盖住。”

fǎn zhèng Wéi qún mā ma yào shi bù tóng yì de huà wǒ yě méi bàn fǎ
“反正围裙妈妈要是不同意的话，我也没办法。”

tā men hái shi dài zhe yǎn shǔ huí dào jiā li
他们还是带着鼹鼠回到家里。

yí dào jiā Dà tóu ér zi gǎn jǐn lā shang suǒ yǒu de chuāng lián zài pá shang gé lóu ràng Xiǎo tóu bà ba bǎ dà
一到家，大头儿子赶紧拉上所有的窗帘，再爬上阁楼，让小头爸爸把大

zǎo pén dì shang lai rán hòu zhào zài yǎn shǔ shēn shang dāng
澡盆递上来，然后罩在鼹鼠身上。当
zhè yí qiè gāng gāng gàn wán Wéi qún mā ma huí lai le
这一切刚刚干完，围裙妈妈回来了。

Wéi qún mā ma sì xià li kàn kan wèn yí Dà tóu
围裙妈妈四下里看看，问："咦，大头
ér zi ne
儿子呢？"

tā tā zài gé lóu shang
"他、他在阁楼上……"

dà rè tiān zài gé lóu shang wǔ fèi zi hē shuō
"大热天在阁楼上捂痱子呵！"说
zhe tā zǒu jìn Dà tóu ér zi de xiǎo wū Dà tóu ér zi
着，她走进大头儿子的小屋，"大头儿子！
nǐ zài gàn má
你在干吗？"

tā tái qi tóu yì yǎn kàn jian le gé lóu shang zhǎn xīn
她抬起头，一眼看见了阁楼上崭新
de hóng zǎo pén nǐ bǎ zǎo pén ná dào gé lóu shang qù gàn
的红澡盆："你把澡盆拿到阁楼上去干
má zhè zǎo pén mǎi hui lai shì ràng nǐ xià tiān fàng zài mén kǒu
吗？这澡盆买回来是让你夏天放在门口
wán shuǐ de
玩水的！"

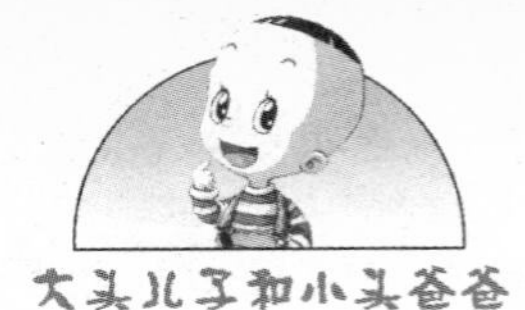

Dà tóu ér zi cóng gé lóu shang tàn chu mǎn shì hàn zhū
大头儿子从阁楼上探出满是汗珠
zi de liǎn shuō wǒ bú yào wán shuǐ wǒ yào yǎng
子的脸说："我不要玩水！我要养……"

āi yō zěn me yì gǔ chòu wèi Wéi qún mā ma dī
"哎哟！怎么一股臭味？"围裙妈妈低
tóu cháo sì chù kàn Xiǎo tóu bà ba zài tā shēn hòu chòng gé
头朝四处看，小头爸爸在她身后冲阁
lóu shang de Dà tóu ér zi zhí zuò guǐ liǎn
楼上的大头儿子直做鬼脸。

Dà tóu ér zi zuò zài gé lóu shang dàng xia liǎng tiáo
大头儿子坐在阁楼上，荡下两条
tuǐ shǒu li bào zhe bèi dài shang yǎn zhào de yǎn shǔ
腿，手里抱着被戴上眼罩的鼹鼠：
fǎn zhèng nǐ zǒng shì yào zhī dao de hái bù rú wǒ lái gào
"反正你总是要知道的，还不如我来告
su nǐ
诉你……"

Dà tóu ér zi huà hái méi shuō wán Wéi qún mā ma yǐ
大头儿子话还没说完，围裙妈妈已
jing kàn jian le yǎn shǔ tā yòu shēng qì yòu hài pà de wèn
经看见了鼹鼠，她又生气、又害怕地问：
nà nà shì shén me
"那、那是什么？"

shì yǎn shǔ
“是鼹鼠。”

yǎn shǔ wǒ zěn me kàn tā xiàng lǎo shǔ
“鼹鼠？我怎么看它像老鼠？”

lǎo shǔ cái bú pà guāng li lǎo shǔ tuǐ cái méi nà me
“老鼠才不怕光哩！老鼠腿才没那么
duǎn li Dà tóu ér zi biān shuō biān cóng shéng zi shang
短哩！”大头儿子边说，边从绳子上
pá le xià lái
爬了下来。

Wéi qún mā ma xiān yuǎn yuǎn de kàn rán hòu jìn jìn de
围裙妈妈先远远地看，然后近近地
kàn zuì hòu liǎn shang lù chū le xiào róng wǒ cóng xiǎo jiù
看，最后脸上露出了笑容：“我从小就
tè bié xǐ huan yǎn shǔ kuài ràng wǒ mō yi mō
特别喜欢鼹鼠！快，让我摸一摸……”

xiàn zài shì Dà tóu ér zi dé yì de zhí cháo Xiǎo tóu bà
现在是大头儿子得意地直朝小头爸
ba zuò guǐ liǎn
爸做鬼脸。

wǎn shang Dà tóu ér zi guān diào le jiā li suǒ yǒu
晚上，大头儿子关掉了家里所有
de dēng yǎn shǔ yào chū lai sàn bù la jiā li qī hēi
的灯：“鼹鼠要出来散步啦！”家里漆黑

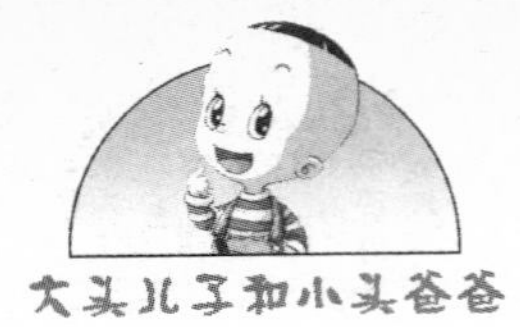

yí piàn
一片。

Xiǎo tóu bà ba zài guò dào li gēn Wéi qún mā ma zhuàng
小头爸爸在过道里跟围裙妈妈撞

le gè mǎn huái āi yō tā men yì qǐ jiào qi lai
了个满怀："哎哟！"他们一起叫起来。

Dà tóu ér zi dōng de zhuàng zài chú fáng de mén
大头儿子"咚"地撞在厨房的门

shang hǎo tòng ya
上："好痛呀！"

yǎn shǔ zài dì tǎn shang màn màn de pá zhe Xiǎo tóu
鼹鼠在地毯上慢慢地爬着，小头

bà ba gāng yào zǒu guo qu bèi Dà tóu ér zi yì bǎ lán zhù
爸爸刚要走过去，被大头儿子一把拦住：

dāng xīn bié cǎi zháo yǎn shǔ
"当心！别踩着鼹鼠！"

Wéi qún mā ma shuō kàn lai yǎn shǔ yǎng zài jiā li
围裙妈妈说："看来鼹鼠养在家里

yǒu diǎn kùn nan
有点困难。"

dì èr tiān zǎo chen dāng Dà tóu ér zi xiān qi dà zǎo
第二天早晨，当大头儿子掀起大澡

pén cháo lǐ miàn kàn shí fā xiàn yǎn shǔ méi jīng dǎ cǎi de pā
盆朝里面看时，发现鼹鼠没精打采地趴

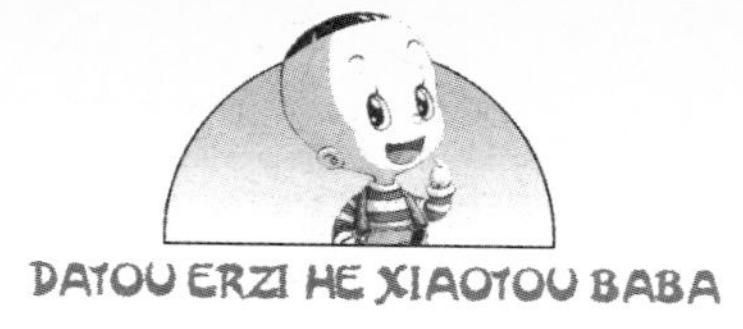

zài dì shang yí dòng bú dòng
在地上，一动不动。

Xiǎo tóu bà ba nǐ kuài lái kàn ya yǎn shǔ dà gài
“小头爸爸，你快来看呀，鼹鼠大概

dù zi è le Dà tóu ér zi jí máng hǎn bà ba
肚子饿了！”大头儿子急忙喊爸爸。

Xiǎo tóu bà ba pǎo lai yí kàn shuō āi yā zhè
小头爸爸跑来一看，说：“哎呀，这

yǎn shǔ shì xiǎng jiā le
鼹鼠是想家了。”

wǒ men dà jiā dōu xǐ huan tā tā wèi shén me hái
“我们大家都喜欢它，它为什么还

xiǎng jiā ya
想家呀？”

yào shi yǎn shǔ yì jiā dōu xǐ huan nǐ nǐ yuàn yi yǒng
“要是鼹鼠一家都喜欢你，你愿意永

yuǎn zhù zài yǎn shǔ de jiā li ma
远住在鼹鼠的家里吗？”

Dà tóu ér zi xiǎng le xiǎng yáo yao tóu shuō nà
大头儿子想了想，摇摇头说：“那

zěn me bàn ne
怎么办呢？”

Xiǎo tóu bà ba shuō bǎ tā sòng huí dào dì dǐ xia
小头爸爸说：“把它送回到地底下，

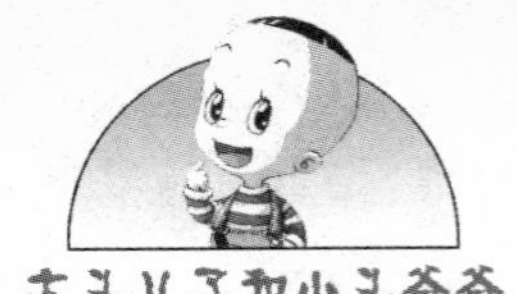

yīn wei tā yǐ jing xí guàn le dì dǐ xia de shēng huó
因为它已经习惯了地底下的生活！”

hǎo ba Dà tóu ér zi dī shēng shuō
“好吧。”大头儿子低声说。

tā men yì qǐ bǎ yǎn shǔ fàng huí dào fáng zi hòu mian
他们一起把鼹鼠放回到房子后面

de dà dòng li
的大洞里。

Xiǎo tóu bà ba ná lai xīn zǎo pén fān guo lai zhèng hǎo
小头爸爸拿来新澡盆翻过来，正好

gài zài dà dòng shang hǎo xiàng měi lì de hóng wū dǐng
盖在大洞上，好像美丽的红屋顶。

Dà tóu ér zi kàn kan wéi zài zì jiā fáng zi zhōu wéi de
大头儿子看看围在自家房子周围的

yí dòng dòng fáng zi shuō wǒ jiā de lín jū chú le yǒu dà
一栋栋房子说：“我家的邻居除了有大

ěr duo jiā xiǎo yǎn jing jiā pàng nǎi nai jiā hé Zhāng yé ye
耳朵家、小眼睛家、胖奶奶家和张爷爷

jiā xiàn zài yòu yǒu le yǎn shǔ jiā tā men shì zhù zài dì dǐ
家，现在又有了鼹鼠家，它们是住在地底

xia de lín jū
下的邻居。”

yú shì Dà tóu ér zi zài hóng zǎo pén qián mian shù qi
于是大头儿子在红澡盆前面竖起

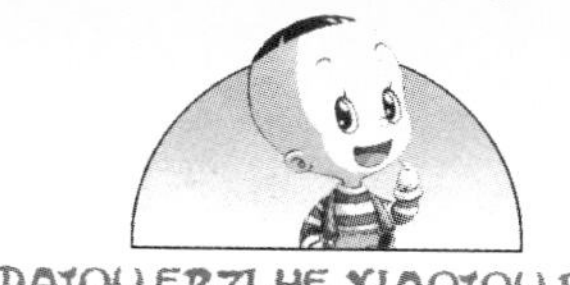

yí kuài pái zi shàng mian xiě zhe qǐng dāng xīn dì dǐ xia
一块牌子，上面写着：请当心地底下

de lín jū yǎn shǔ yì jiā
的邻居——鼹鼠一家。

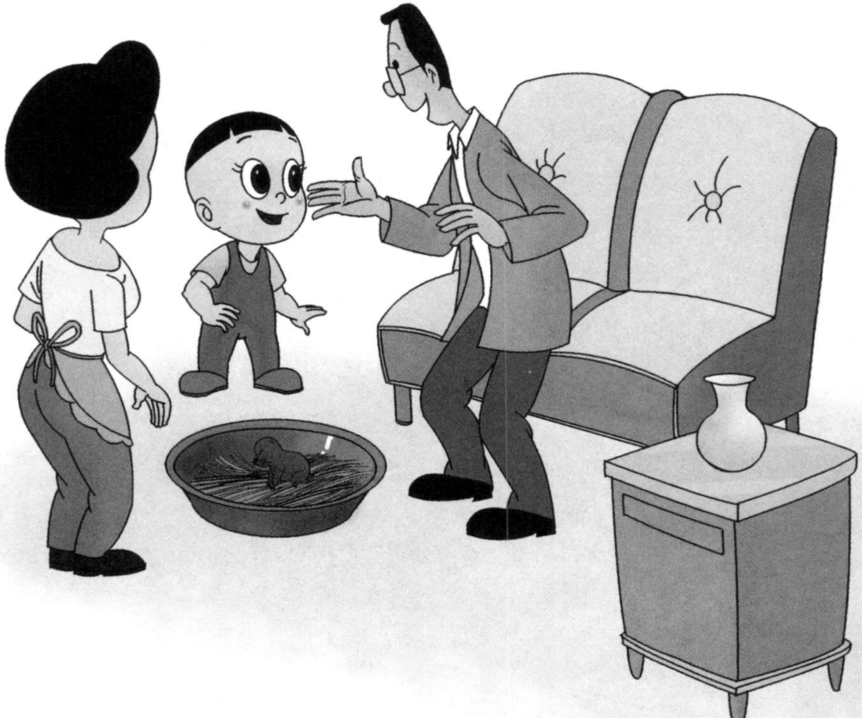

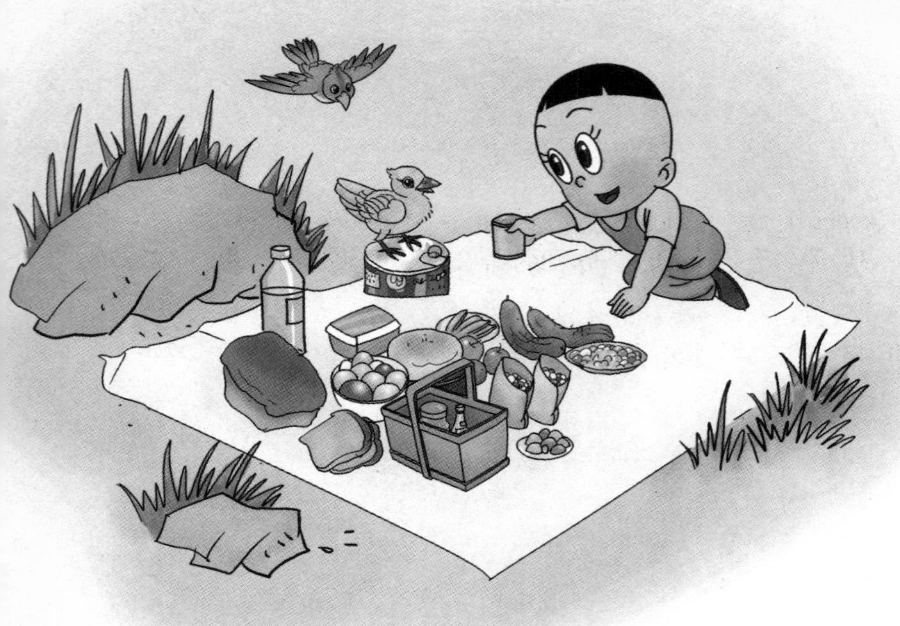

bà ba de nuò yán

爸爸的诺言

Xiǎo tóu bà ba gěi Dà tóu ér zi xīn mǎi le yì zhī juǎn máo xióng dà tóu er zi bào zhe juǎn máo xióng zhèng gēn zhe Xiǎo tóu bà ba cóng wán jù diàn li zǒu chu lai ne

小头爸爸给大头儿子新买了一只卷毛熊，大头儿子抱着卷毛熊，正跟着小头爸爸从玩具店里走出来呢。

Dà tóu ér zi kàn yì yǎn juǎn máo xióng wèn Xiǎo tóu bà ba xióng zhù zài nǎ li ya

大头儿子看一眼卷毛熊，问："小头爸爸，熊住在哪里呀？"

shù dòng li
“树洞里。”

yào shi néng dào xióng de jiā li qù kàn kan jiù hǎo le
“要是能到熊的家里去看看就好了。”

Dà tóu ér zi xiǎng le yí xià yòu shuō
大头儿子想了一下又说。

tā men jì xù zǒu
他们继续走。

Dà tóu ér zi yòu yǒu wèn tí le Xiǎo tóu bà ba shén me jiào nuò yán ya
大头儿子又有问题了：“小头爸爸，什么叫‘诺言’呀？”

Xiǎo tóu bà ba huí dá nuò yán jiù shì zì jǐ duì bié ren xǔ de yuàn bǐ rú shuō wǒ shàng xīng qī duì nǐ shuō yào gěi nǐ mǎi zhè zhī juǎn máo xióng wǒ jīn tiān jiù gěi nǐ mǎi le
小头爸爸回答：“诺言就是自己对别人许的愿。比如说我上星期对你说要给你买这只卷毛熊，我今天就给你买了。”

yào shi jīn tiān méi mǎi ne
“要是今天没买呢？”

zhè jiù shì bù zūn shǒu nuò yán Xiǎo tóu bà ba shuō
“这就是不遵守诺言。”小头爸爸说。

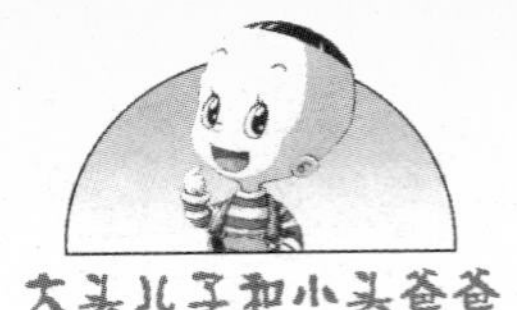

bù zūn shǒu nuò yán jiù shì huài rén duì bu duì

“不遵守诺言就是坏人对不对？”

yě bù néng zhè me shuō Xiǎo tóu bà ba xiǎng le

“也不能这么说。”小头爸爸想了

yí xià zhǐ néng shuō bù zūn shǒu nuò yán de rén huì shī qù

一下，“只能说不遵守诺言的人会失去

bié ren duì tā de xìn rèn

别人对他的信任。”

Dà tóu ér zi diǎn dian dà tóu wǒ dǒng le

大头儿子点点大头：“我懂了。”

shuō zhe zǒu zhe tā men jiù dào jiā le

说着走着，他们就到家了。

chī wǎn fàn de shí hou Wéi qún mā ma wèn míng hòu

吃晚饭的时候，围裙妈妈问：“明后

liǎng tiān shì shuāng xiū rì wǒ yào chū chāi bù néng hé nǐ

两天是双休日，我要出差，不能和你

men yì qǐ guò le nǐ men dǎ suan zěn me guò

们一起过了。你们打算怎么过？”

Dà tóu ér zi jǔ zhe tiáo gēng shuō wǒ yào qù yě

大头儿子举着调羹说：“我要去野

cān hái yào qù zhǎo yi zhǎo xióng de jiā

餐！还要去找一找熊的家！”

Wéi qún mā ma jīng yà de shuō yào shi nǐ men bèi

围裙妈妈惊讶地说：“要是你们被

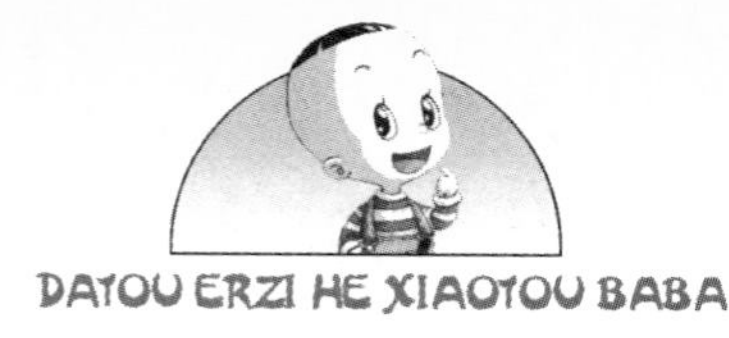

xióng chī diào le wǒ kě méi you bàn fǎ zài ràng tā bǎ nǐ
熊吃掉了，我可没有办法再让它把你
men tǔ chu lai
们吐出来！”

Xiǎo tóu bà ba xiào zhe shuō nà nǐ jiù ràng tā yě
小头爸爸笑着说：“那你就让它也
chī le zhè yàng wǒ men yì qǐ zhù zài xióng dù zi li dōng
吃了，这样我们一起住在熊肚子里，冬
tiān yě yòng bu zháo chuān mián ǎo le
天也用不着穿棉袄了！”

Dà tóu ér zi gē gē dà xiào qi lai ná qi yì
大头儿子“咯咯”大笑起来，拿起一
biān de juǎn máo xióng rán hòu jiāng zì jǐ de dà tóu wǎng tā
边的卷毛熊，然后将自己的大头往它
zuǐ li gǒng chī ya nǐ kuài chī ya
嘴里拱：“吃呀，你快吃呀！”

dì èr tiān zǎo chen Dà tóu Xiǎo tóu sòng zǒu le Wéi qún
第二天早晨大头小头送走了围裙
mā ma rán hòu tā men jiù kāi shǐ zhěng lǐ qù yě cān de
妈妈，然后他们就开始整理去野餐的
dōng xi
东西。

hū rán Xiǎo tóu bà ba de shǒu jī xiǎng le nà
忽然，小头爸爸的手机响了——那

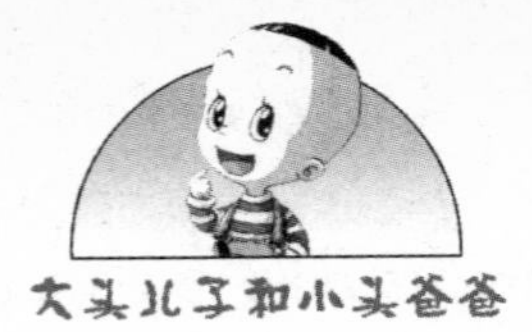

kě shì yí gè zāo gāo tòu dǐng de diàn huà yīn wei děng Xiǎo tóu
可是一个糟糕透顶的电话，因为等小头
bà ba jiē tīng wán shǒu jī yǐ hòu tā jìng zhè me shuō Dà
爸爸接听完手机以后，他竟这么说："大
tóu ér zi wǒ bù néng dài nǐ qù yě cān le
头儿子，我不能带你去野餐了。"

wèi shén me Dà tóu ér zi zuò zài yí dà duī shí
"为什么？"大头儿子坐在一大堆食
wù zhōng jiān jīng yà de wèn
物中间惊讶地问。

Xiǎo tóu bà ba zhǐ zhi shǒu jī dān wèi li yǒu jí
小头爸爸指指手机："单位里有急
shì jīn tiān míng tiān dōu děi qù
事，今天明天都得去。"

Dà tóu ér zi yí xià zhàn qi lai pū guo qu bào zhù
大头儿子一下站起来，扑过去抱住
Xiǎo tóu bà ba de shuāng tuǐ bù nǐ yào zūn shǒu nuò
小头爸爸的双腿："不，你要遵守诺
yán fǒu zé nǐ jiāng shī qù wǒ duì nǐ de xìn xìn rèn zhè
言，否则你将失去我对你的信、信任！这
shì nǐ zì jǐ shuō de
是你自己说的！"

Xiǎo tóu bà ba jí zhe zhěng lǐ gōng wén bāo wǒ méi
小头爸爸急着整理公文包："我没

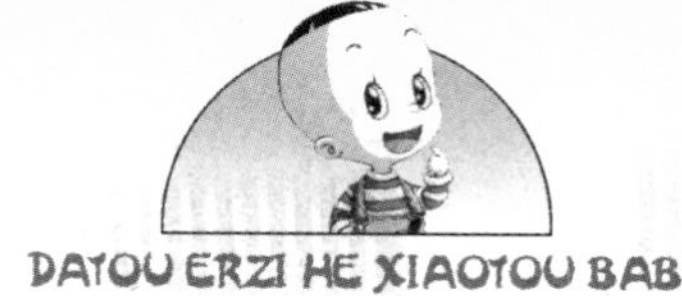

shí jiān gēn nǐ jiě shì le hǎo hāo zài jiā li dāi zhe yǒu shì
时间跟你解释了，好好在家里呆着。有事
zhǎo Zhāng nǎi nai rán hòu tā yòng lì chōu chu shuāng tuǐ
找张奶奶。”然后他用力抽出双腿，
wǎng mén wài pǎo qu
往门外跑去。

Dà tóu ér zi wā de yì shēng kū kai le
大头儿子“哇”的一声哭开了……

Dà tóu ér zi kū zhe kū zhe tíng zhù le tā kàn kan yí
大头儿子哭着哭着停住了，他看看一
dì de shí wù rán hòu jiāng tā men yí yàng yí yàng fàng jìn
地的食物，然后将它们一样一样放进
lǚ xíng bēi bāo li Dà tóu ér zi jiāng zhuāng mǎn shí wù
旅行背包里。大头儿子将装满食物
de dài zi bēi le qǐ lái zài kòng chū shǒu lai bào qi juǎn
的袋子背了起来，再空出手来抱起卷
máo xióng Xiǎo tóu bà ba bù zūn shǒu nuò yán wǒ yào zūn
毛熊：“小头爸爸不遵守诺言，我要遵
shǒu nuò yán wǒ dài nǐ qù yě cān zài dài nǐ qù zhǎo nǐ
守诺言。我带你去野餐，再带你去找你
de jiā
的家！”

Dà tóu ér zi guān shang mén zǒu le tā lái dào lí
大头儿子关上门走了，他来到离

jiā bù yuǎn de xiǎo shù lín li
家不远的小树林里。

Dà tóu ér zi zài yì kē dà shù xià mian pū le yí kuài
大头儿子在一棵大树下面铺了一块

dà sù liào bù rán hòu jiāng dài zi li de shí wù yí yàng yí
大塑料布，然后将袋子里的食物一样一

yàng wǎng sù liào bù shang rēng kàn wǒ dài lai le zhè me
样往塑料布上扔："看，我带来了这么

duō hǎo chī de dōng xi
多好吃的东西！"

Dà tóu ér zi bǎ yuán xíng guàn tou rēng gěi xiǎo niǎo
大头儿子把圆形罐头扔给小鸟，

xiǎo niǎo bǎ guàn tou dāng yuán tǒng zài shàng mian zǒu dòng
小鸟把罐头当圆桶在上面走动

zhe wán
着玩。

ò xiǎo niǎo bú huì kāi guàn tou kě shì kě
"哦，小鸟不会开罐头。可是……可

shì wǒ yě bú huì kāi
是我也不会开。"

Dà tóu ér zi bǎ huáng guā rēng gěi xiǎo niǎo xiǎo niǎo
大头儿子把黄瓜扔给小鸟，小鸟

bǎ huáng guā dāng dú mù qiáo zài shàng mian zǒu lai zǒu qu
把黄瓜当独木桥在上面走来走去。

zhè shì huáng guā nǐ men yě bú huì chī ma
“这是黄瓜，你们也不会吃吗？”

Dà tóu ér zi zài ná qi yí gè dà yuán miàn bāo rēng gěi xiǎo niǎo zhè xià xiǎo niǎo quán wéi guo qu le mái zhe tóu shǐ jìn zhuó bù yí huì jiù bǎ dà yuán miàn bāo de zhōng jiān zhuó chu yí gè dà dòng yǒu sān zhī xiǎo niǎo qiǎng xiān tiào jìn dà dòng li bǎ miàn bāo dàng chéng niǎo wō zài lǐ miàn shū fu de bì shang le yǎn jing
大头儿子再拿起一个大圆面包扔给小鸟，这下小鸟全围过去了，埋着头使劲啄，不一会就把大圆面包的中间啄出一个大洞，有三只小鸟抢先跳进大洞里，把面包当成鸟窝在里面舒服地闭上了眼睛。

Dà tóu ér zi gē gē zhí xiào tā jiǎn qi dì shang de luò yè yí piàn yí piàn wǎng miàn bāo shàng mian rēng bǎ xiǎo niǎo gěi gài zhù le
大头儿子咯咯直笑，他捡起地上的落叶，一片一片往面包上面扔，把小鸟给盖住了。

kě jiù zài Dà tóu ér zi wǎng miàn bāo shang rēng shù yè de shí hou yǒu lìng wài jǐ zhī xiǎo niǎo xián qi juǎn máo
可就在大头儿子往面包上扔树叶的时候，有另外几只小鸟衔起卷毛

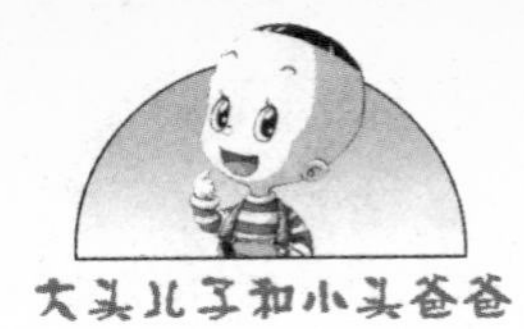

xióng bǎ tā dài dào shù shang qù le děng Dà tóu ér zi
熊，把它带到树上去了。等大头儿子
zhuǎn guò shēn lai shuō wǒ děi qù gěi juǎn máo xióng zhǎo jiā
转过身来说“我得去给卷毛熊找家
le shí què yǐ jing bú jiàn le juǎn máo xióng
了”时，却已经不见了卷毛熊。

Dà tóu ér zi zháo jí de biān zhǎo biān hǎn juǎn máo
大头儿子着急得边找边喊：“卷毛
xióng juǎn máo xióng tā zhǎo zhe hǎn zhe hū rán xiǎng dào
熊！卷毛熊！”他找着喊着，忽然想到
Xiǎo tóu bà ba zhè huì er huí jiā jiàn wū li kōng kōng de méi
小头爸爸这会儿回家，见屋里空空的没
rén kěn dìng yě jí huài le huì dà shēng jiào Dà tóu ér
人，肯定也急坏了，会大声叫：“大头儿
zi Dà tóu ér zi
子！大头儿子！”

wǒ zhǎo bu dào juǎn máo xióng le Xiǎo tóu bà ba
“我找不到卷毛熊了！小头爸爸
zhǎo bu dào wǒ le zěn me bàn zěn me bàn Dà
找不到我了！怎么办？怎么办？”——大
tóu ér zi lián shēng shuō zhe tā pāi pai dà tóu hū rán yǒu
头儿子连声说着，他拍拍大头，忽然有
bàn fǎ le jiù duì zhe shù lín wài mian dà shēng hǎn Xiǎo
办法了，就对着树林外面大声喊：“小

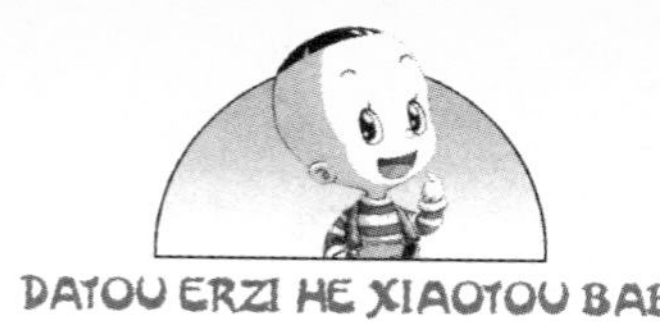

tóu bà ba Xiǎo tóu bà ba wǒ zài zhè er ya
头爸爸！小头爸爸！我在这儿呀！”

shù shang de xiǎo niǎo men yě dōu cháo zhe shù lín wài
树上的小鸟们也都朝着树林外
mian bāng zhe Dà tóu ér zi yì qǐ jī jī zhā zhā dà jiào
面，帮着大头儿子一起叽叽喳喳大叫
qi lai
起来。

děng Xiǎo tóu bà ba lái le tā kěn dìng jiù néng tì Dà
等小头爸爸来了，他肯定就能替大
tóu ér zi zhǎo dào juǎn máo xióng
头儿子找到卷毛熊。

zhè huì er Xiǎo tóu bà ba zhèng zháo jí de zhàn zài jiā
这会儿小头爸爸正着急地站在家
mén kǒu dōng zhāng xī wàng
门口东张西望。

hū rán yuǎn yuǎn de chuán lai xiǎo niǎo de jiào shēng
忽然，远远地传来小鸟的叫声
yǐn yǐn de yòu chuán lai Dà tóu ér zi de hǎn shēng
……隐隐地又传来大头儿子的喊声
Xiǎo tóu bà ba yì pāi xiǎo tóu hū rán míng bai le tā
……小头爸爸一拍小头忽然明白了，他
xiàng zhe xiǎo shù lín fēi bēn ér qù
向着小树林飞奔而去。

Xiǎo tóu bà ba zhǎo dào le Dà tóu ér zi bǎ tā jǐn
小头爸爸找到了大头儿子，把他紧
jǐn de bào zài huái li
紧地抱在怀里。

kě Dà tóu ér zi què kū zhe shuō nǐ zhǎo dào le
可大头儿子却哭着说：“你找到了
wǒ kě wǒ hái méi you zhǎo dào juǎn máo xióng
我，可我还没有找到卷毛熊……”

bié zháo jí wǒ néng zhǎo dào nǐ nǐ jiù yí dìng
“别着急，我能找到你，你就一定
néng zhǎo dào juǎn máo xióng lái bà ba bǎ nǐ jǔ qi lai
能找到卷毛熊！来，爸爸把你举起来，
jǔ de gāo gāo de kàn shì bu shì xiǎo niǎo dǎo de guǐ
举得高高的，看是不是小鸟捣的鬼？”

Xiǎo tóu bà ba jǔ zhe Dà tóu ér zi zǒu guo yì kē kē
小头爸爸举着大头儿子走过一棵棵
dà shù guǒ rán zài yì kē wāi bó zi shù shang zhǎo dào le
大树，果然在一棵歪脖子树上找到了
juǎn máo xióng tā bèi tiáo pí de xiǎo niǎo cáng jìn le diǎo
卷毛熊，它被调皮的小鸟藏进了鸟
wō li
窝里。

tiān hēi le Xiǎo tóu bà ba bēi zhe Dà tóu ér zi Dà
天黑了，小头爸爸背着大头儿子，大

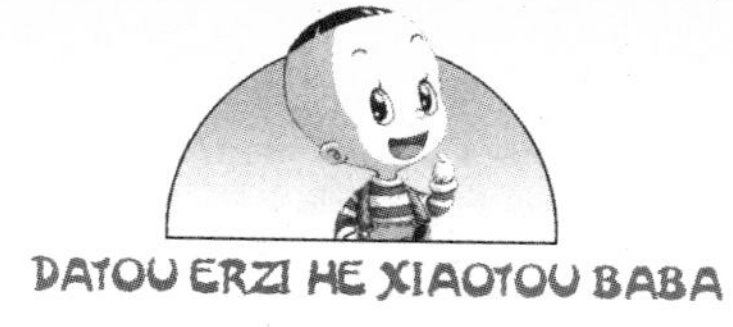

tóu ér zi bēi zhe juǎn máo xióng tā men yì qǐ gāo gāo xìng
头儿子背着卷毛熊，他们一起高高兴

xìng huí jiā le
兴回家了。

Xiǎo tóu bà ba wèn Dà tóu ér zi nǐ hái shēng bà
小头爸爸问："大头儿子，你还生爸

ba de qì ma
爸的气吗？"

Dà tóu ér zi méi kēng shēng
大头儿子没吭声。

Xiǎo tóu bà ba shuō bà ba bú shì gù yì wéi fǎn nuò
小头爸爸说："爸爸不是故意违反诺

yán de bà ba shì yīn wei gōng zuò gōng zuò shì zuì zhòng yào
言的。爸爸是因为工作，工作是最重要

de nǐ míng bai ma
的！你明白吗？"

Dà tóu ér zi qīng shēng huí dá míng bai le jǐn
大头儿子轻声回答："明白了。"紧

jiē zhe Dà tóu ér zi yòu wèn nà nǐ shén me shí hou dài wǒ
接着大头儿子又问："那你什么时候带我

qù zhǎo xióng de jiā
去找熊的家？"

Xiǎo tóu bà ba shuō xióng de jiā zài hěn yuǎn hěn
小头爸爸说："熊的家在很远很

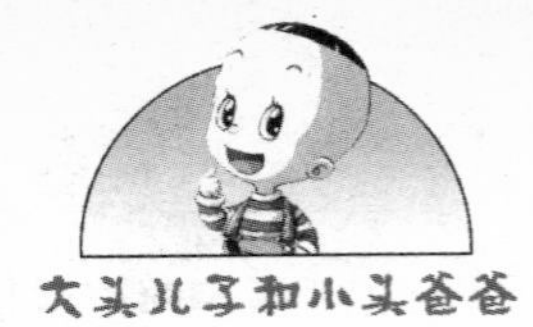

yuǎn de dì fang zài shēn shān lǎo lín li bú shì yì tiān liǎng
远的地方，在深山老林里，不是一天两

tiān jiù néng zhǎo dào de
天就能找到的。”

nà jiù bù zhǎo le Dà tóu ér zi dū qi zuǐ
“那就不找了？”大头儿子嘟起嘴

ba shuō
巴说。

Xiǎo tóu bà ba xiǎng le yí xià shuō zhè yàng ba
小头爸爸想了一下说：“这样吧，

děng dào xià gè xīng qī de shuāng xiū rì Wéi qún mā ma yě
等到下个星期的双休日，围裙妈妈也

huí lai le wǒ men quán jiā yì qǐ qù yě cān yì qǐ gěi
回来了，我们全家一起去野餐，一起给

juǎn máo xióng zhǎo yí gè shù dòng zuò jiā hǎo ma
卷毛熊找一个树洞做家，好吗？”

Dà tóu ér zi tīng wán le kāi xīn de zài Xiǎo tóu bà
大头儿子听完了，开心得在小头爸

ba de bèi shang luàn niǔ luàn tī nòng de Xiǎo tóu bà ba āi
爸的背上乱扭乱踢，弄得小头爸爸“哎

yō āi yō zhí jiào lián shēng shuō lǎo xióng kě yào bēi bu
哟哎哟”直叫，连声说：“老熊可要背不

dòng liǎng zhī xiǎo xióng lou
动两只小熊喽！”

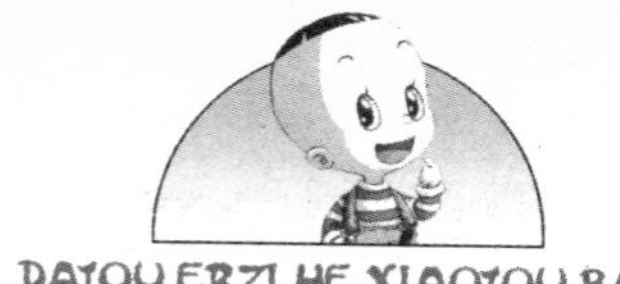

huà yīn gāng luò zhǐ jiàn juǎn máo xióng cóng Dà tóu ér
话音刚落，只见卷毛熊从大头儿
zi de bèi shang huá le xià lái jǐn jiē zhe Dà tóu ér zi yòu
子的背上滑了下来，紧接着，大头儿子又
cóng Xiǎo tóu bà ba de bèi shang huá le xià lái zhǐ jiàn Dà tóu
从小头爸爸的背上滑了下来。只见大头
Xiǎo tóu yì qián yí hòu fēi pǎo qi lai pǎo zhe pǎo zhe tā
小头一前一后飞跑起来，跑着跑着，他
men yì qǐ huí tóu kàn kàn jian juǎn máo xióng bèi liǎng zhī xiǎo
们一起回头看，看见卷毛熊被两只小
niǎo xián zhe jìng cóng hòu mian jǐn zhuī shang lai le
鸟衔着，竟从后面紧追上来了！

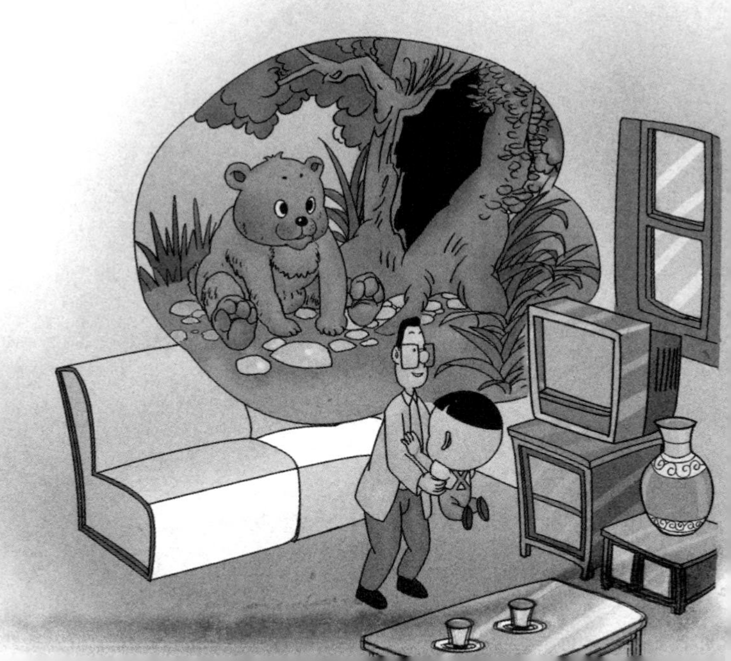

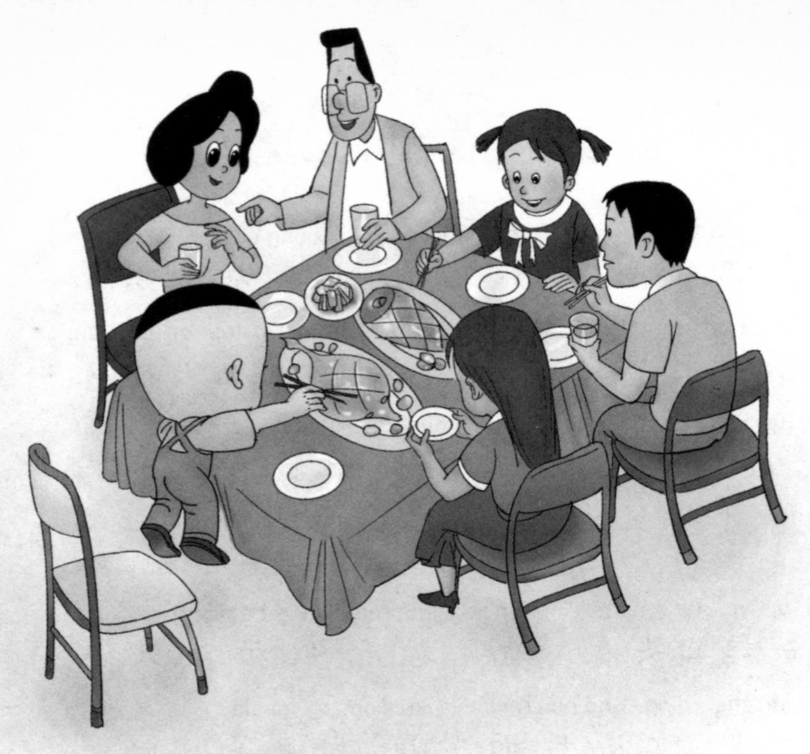

hé jiā huān
“合”家欢

bàng wǎn de shí hou　Xiǎo tóu bà ba xià bān huí jiā
傍晚的时候，小头爸爸下班回家，yí jìn mén jiù kāi xīn de dà hǎn dà jiào　bào gào nǐ men yí
一进门就开心地大喊大叫：“报告你们一gè hǎo xiāo xi　jīn nián　Wǔ yī　Láo dòng Jié fàng jià qī
个好消息，今年‘五一’劳动节放假七tiān
天！”

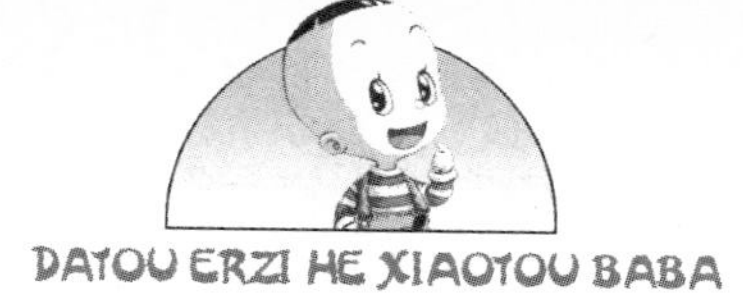

Dà tóu ér zi zhuā zhe dà tóu shuō nà wǒ men dì
大头儿子抓着大头说："那我们第
yī tiān qù diào yú dì èr tiān qù pá shān dì sān tiān
一天去钓鱼，第二天去爬山，第三天……
wǒ hái méi you xiǎng hǎo
我还没有想好。"

tā men chéng huǒ chē lái dào yí gè āi zhe dà shān de
他们乘火车来到一个挨着大山的
hú biān
湖边。

Xiǎo tóu bà ba wǎng hú li yí kàn shuō zhè hú li
小头爸爸往湖里一看，说："这湖里
zhǐ yǒu xiǎo kē dǒu méi you yú
只有小蝌蚪，没有鱼。"

Dà tóu ér zi wǎng hú li yí kàn kàn jian le Xiǎo tóu
大头儿子往湖里一看，看见了小头
bà ba de dào yǐng zhè hú li hái yǒu Xiǎo tóu bà ba diào
爸爸的倒影："这湖里还有小头爸爸。钓
Xiǎo tóu bà ba lou Dà tóu ér zi biān shuō biān bǎ yú gān
小头爸爸喽！"大头儿子边说，边把鱼竿
duì zhǔn hú li de Xiǎo tóu bà ba diào
对准湖里的"小头爸爸"钓。

Wéi qún mā ma zuò zài yí kuài shí tou shang dà xiào
围裙妈妈坐在一块石头上大笑，

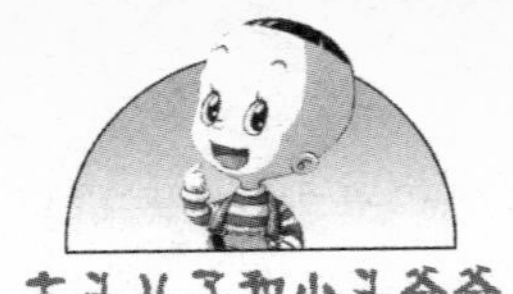

Xiǎo tóu bà ba pǎo qu zuò dào le tā de shēn biān
小头爸爸跑去坐到了她的身边。

Dà tóu ér zi de xiǎo píng zi li hěn kuài jiù zhuāng mǎn
大头儿子的小瓶子里很快就装满

le xiǎo kē dǒu tā bǎ tā men dào jìn hú li zài chóng xīn
了小蝌蚪，他把它们倒进湖里再重新

diào yòu zhuāng mǎn le zài dào jìn hú li
钓；又装满了，再倒进湖里。

Dà tóu ér zi bú diào le zhàn qi lai dōng kàn kan
大头儿子不钓了，站起来东看看，

xī kàn kan jué de yí gè rén wán zhēn méi jìn
西看看，觉得一个人玩真没劲。

tiān àn xia lai le
天暗下来了。

Xiǎo tóu bà ba shuō jīn tiān wǎn shang wǒ dài nǐ
小头爸爸说："今天晚上，我带你

men qù yì jiā zuì yǒu míng de cān tīng chī cù yú
们去一家最有名的餐厅吃醋鱼。"

cān tīng dào le méi xiǎng dào lǐ miàn zuò mǎn le kè
餐厅到了，没想到里面坐满了客

ren wài mian hái pái zhe cháng duì
人，外面还排着长队。

jiù zài zhè shí zhǐ tīng qián mian dài wèi xiǎo jiě dà
就在这时，只听前面带位小姐大

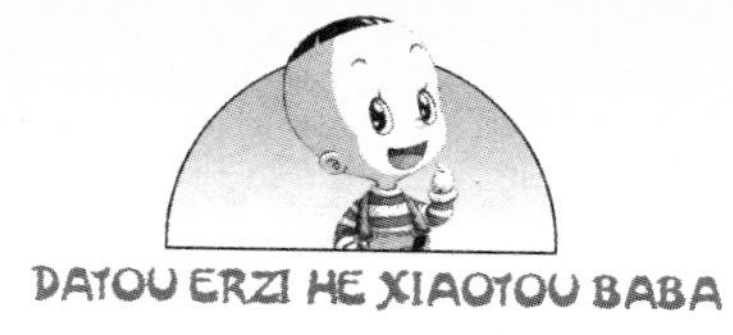

shēng wèn yǒu shuí yuàn yi pīn zhuō liù gè rén de xiàn
声问："有谁愿意拼桌？六个人的，现
zài hái shǎo sān wèi
在还少三位……"

pái zhe duì de kè ren men sì hū dōu bú yuàn yi
排着队的客人们似乎都不愿意。
Dà tóu ér zi shuō wǒ men qù ba wǒ dù zi yǐ jing
大头儿子说："我们去吧，我肚子已经
è le
饿了！"

tā men gēn zhe dài wèi xiǎo jiě wǎng cān tīng zhōng jiān zǒu
他们跟着带位小姐往餐厅中间走
qu yì zhí zǒu dào yí gè dà yuán zhuō biān nà er yǐ jing
去，一直走到一个大圆桌边，那儿已经
zuò zhe yí gè bà ba yí gè mā ma hé yí gè nǚ hái nǚ
坐着一个爸爸、一个妈妈和一个女孩，女
hái gēn Dà tóu ér zi chà bu duō dà
孩跟大头儿子差不多大。

Dà tóu ér zi hé nǚ hái duì wàng yì yǎn hǎo xiàng yòu
大头儿子和女孩对望一眼，好像又
gāo xìng yòu nán wéi qíng
高兴又难为情。

dà bù fen de cài dōu shàng lai le zhuō zi shang duī
大部分的菜都上来了，桌子上堆

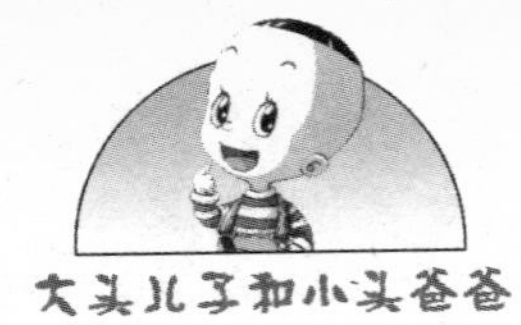

de mǎn mǎn de hái hǎo nǚ hái jiā diǎn de cài hé Dà tóu ér
得满满的，还好女孩家点的菜和大头儿
zi jiā de dōu bù yí yàng
子家的都不一样。

liǎng gè jiā tíng gè zì chī qi lai
两个家庭各自吃起来。

Xiǎo tóu bà ba wān yāo duì Dà tóu ér zi xiǎo shēng
小头爸爸弯腰对大头儿子小声
shuō nǐ de kuài zi kě bié jiān dào bié ren jiā de pán zi
说：“你的筷子可别搛到别人家的盘子
li qù
里去！”

nǚ hái de bà ba wān yāo duì nǚ hái xiǎo shēng shuō
女孩的爸爸弯腰对女孩小声说：
nǐ kě yào kàn qīng chu shì wǒ men de cài cái kě yǐ jiān
“你可要看清楚是我们的菜才可以搛！”

xiǎo jiě yòu lái le zhè huí tā duān lai liǎng pán yì mú
小姐又来了，这回她端来两盘一模
yí yàng de cù yú kào zhōng jiān fàng zài yì qǐ
一样的醋鱼，靠中间放在一起。

Dà tóu ér zi chī zhe chī zhe kuài zi shēn jìn le duì
大头儿子吃着吃着，筷子伸进了对
fāng pán zi li Xiǎo tóu bà ba dà jiào zhè shì tā men de
方盘子里。小头爸爸大叫：“这是他们的

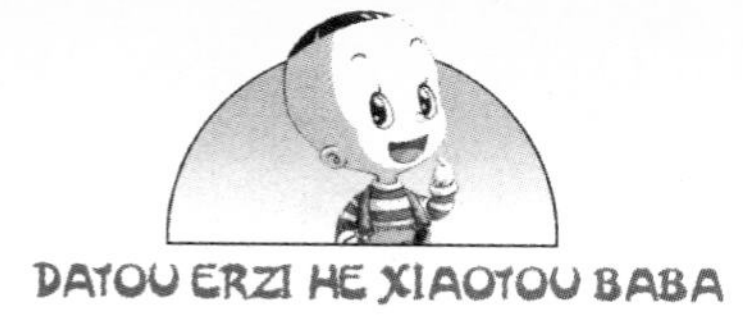

yú shēng yīn jīng dòng le zhōu wéi de rén dà jiā zhí zhòu
鱼！”声音惊动了周围的人，大家直皱
méi tóu
眉头。

nǚ hái chī zhe chī zhe kuài zi yě shēn jìn le duì fāng
女孩吃着吃着，筷子也伸进了对方
pán zi li nǚ hái bà ba dà jiào zhè shì tā men de
盘子里。女孩爸爸大叫："这是他们的
yú shēng yīn tóng yàng jīng dòng le zhōu wéi de rén dà jiā
鱼！”声音同样惊动了周围的人，大家
zhí yáo tóu
直摇头。

Dà tóu ér zi qǐ xiān dī zhe tóu kě dāng tā tái tóu
大头儿子起先低着头，可当他抬头
kàn jian nǚ hái wěi qu de yàng zi hū rán yì pāi dà tóu zhàn
看见女孩委屈的样子，忽然一拍大头站
qi lai shuō wǒ yǒu gè hǎo zhǔ yi wǒ men liǎng jiā hé zài
起来说："我有个好主意，我们两家合在
yì qǐ chī jiù bú huì chī cuò le
一起吃，就不会吃错了！”

nǚ hái lì kè zhàn qi lai pāi shǒu wǒ tóng yì wǒ
女孩立刻站起来拍手："我同意！我
tóng yì
同意！”

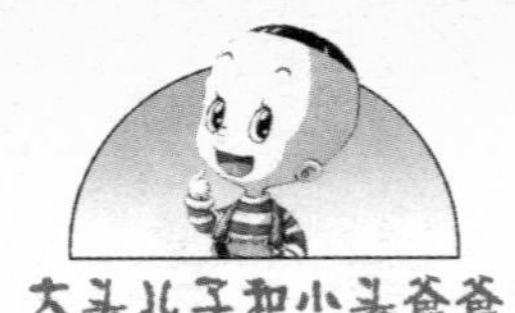

shuō zhe Dà tóu ér zi hé nǚ hái dōu hěn kuài bǎ kuài zi shēn jìn duì fāng pán zi li
说着，大头儿子和女孩都很快把筷子伸进对方盘子里。

sì gè dà rén zhǐ hǎo hù xiāng zhāo hu zhe gēn hái zi men yì qǐ hùn hé chī qi lai
四个大人只好互相招呼着跟孩子们一起混合吃起来。

Dà tóu ér zi hé nǚ hái xiān tīng jian dà rén de duì huà
大头儿子和女孩先听见大人的对话：

wǒ men shì cóng Shàng hǎi lái de
“我们是从上海来的。”

wǒ men shì cóng Wú xī lái de
“我们是从无锡来的。”

rán hòu tā men zì jǐ yě shuō qi lai
然后他们自己也说起来：

wǒ jiào Dà tóu ér zi
“我叫大头儿子。”

wǒ jiào Mèi mei tóu
“我叫妹妹头。”

Dà tóu ér zi wèn nǐ men míng tiān qù nǎ er wán
大头儿子问：“你们明天去哪儿玩？”

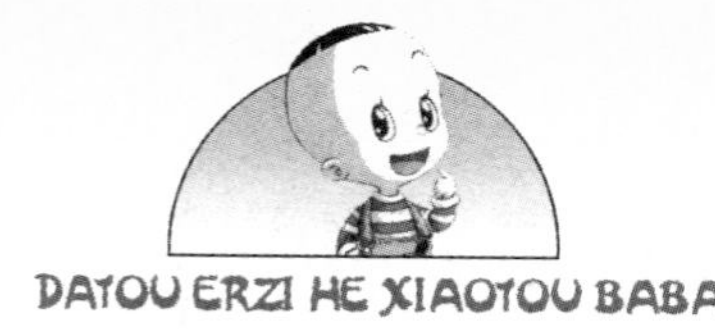

Mèi mei tóu shuō wǒ men míng tiān qù pá shān
妹妹头说："我们明天去爬山！"

Dà tóu ér zi jí máng wèn wǒ men yì qǐ qù pá
大头儿子急忙问："我们一起去爬
shān hǎo ma hái kě yǐ bǐ sài ne
山好吗？还可以比赛呢！"

Mèi mei tóu lián lián diǎn tóu tài hǎo le tài hǎo
妹妹头连连点头："太好了！太好
le
了！"

dà rén men yì tīng yě lián lián diǎn tóu hǎo wǒ men
大人们一听也连连点头："好！我们
míng tiān yì qǐ qù pá shān
明天一起去爬山！"

dì èr tiān yí dà zǎo liǎng gè jiā tíng dōu lái dào dà
第二天一大早，两个家庭都来到大
shān dǐ xia
山底下。

Xiǎo tóu bà ba shuō wǒ men fēn chéng hào jiā tíng
小头爸爸说："我们分成1号家庭
hé hào jiā tíng bǐ sài pá shān kàn nǎ ge jiā tíng dé dì
和2号家庭比赛爬山，看哪个家庭得第
yī
一。"

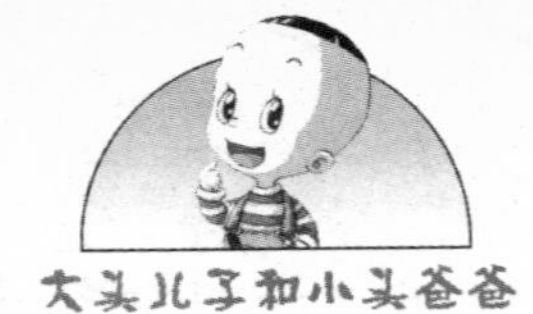

tā men fēn bié zài bèi hòu tiē shang xiě yǒu hào hé
他们分别在背后贴上写有“1号”和
hào de bái zhǐ kāi shǐ bǐ sài
“2号”的白纸，开始比赛。

āi yā Wéi qún mā ma màn le Dà tóu ér zi gǎn jǐn
哎呀，围裙妈妈慢了，大头儿子赶紧
qù lā tā āi yā Mèi mei tóu de mā ma màn le Mèi mei
去拉她；哎呀，妹妹头的妈妈慢了，妹妹
tóu gǎn jǐn qù lā tā
头赶紧去拉她……

pá ya pá Dà tóu ér zi mǎn tóu dà hàn tā ná chu
爬呀爬，大头儿子满头大汗，他拿出
shǒu pà gěi zì jǐ cā zài gěi Xiǎo tóu bà ba cā pá ya
手帕给自己擦，再给小头爸爸擦；爬呀
pá Mèi mei tóu kǒu kě le tā ná chu shuǐ zì jǐ hē zài
爬，妹妹头口渴了，她拿出水自己喝，再
gěi tā de bà ba hē
给她的爸爸喝。

zhōng yú dào le shì liǎng gè jiā tíng tóng shí dào dá
终于到了，是两个家庭同时到达。

xià shān de shí hou Dà tóu ér zi shuō xiàn zài wǒ
下山的时候大头儿子说：“现在我
men fēn chéng bà ba duì mā ma duì hé hái zi duì lái bǐ sài
们分成爸爸队、妈妈队和孩子队来比赛

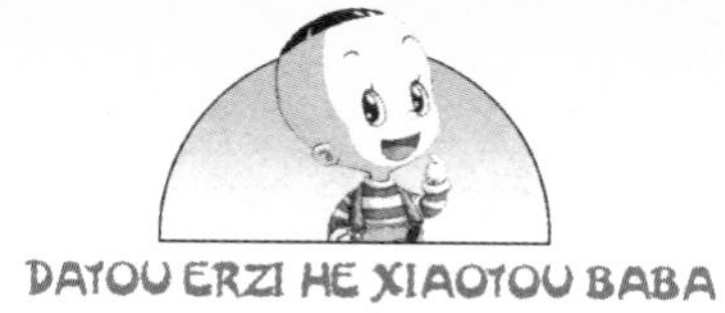

hǎo ma
好吗？”

dà jiā yì qǐ jiào qi lai hǎo
大家一起叫起来：“好！”

xià shān de shí hou tā men bèi hòu yòu tiē shang le
下山的时候，他们背后又贴上了

bà ba duì mā ma duì hái zi duì
“爸爸队”、“妈妈队”、“孩子队”。

yóu kè men kàn jian le hào qí de shuō zhè yàng xià
游客们看见了好奇地说：“这样下

shān zhēn yǒu qù
山真有趣！”

tā men kàn shang qu wán de zhēn kāi xīn
“他们看上去玩得真开心！”

……

liǎng gè bà ba yīn wei gè zi gāo xià shān de shí hou
两个爸爸因为个子高，下山的时候

bù néng zuān shù cóng chāo xiǎo lù zhǐ néng yán zhe tái
不能钻树丛抄小路，只能沿着台

jiē xià
阶下。

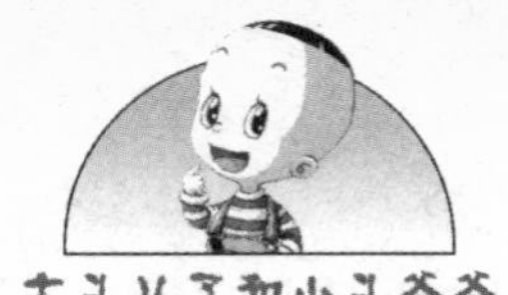

liǎng gè mā ma yīn wei shēn tǐ pàng chāo xiǎo lù de
两个妈妈因为身体胖，抄小路的
shí hou yí bù xiǎo xīn jiù xià huá jí de wā wā jiào
时候一不小心就下滑，急得“哇哇”叫。

zhǐ yǒu liǎng gè hái zi xiàng líng huó de hóu zi yí huì
只有两个孩子像灵活的猴子，一会
zài xiǎo lù shang yí huì bú jiàn le yí huì yòu cóng shù lín
在小路上，一会不见了，一会又从树林
li chū lai le
里出来了……

hái zi duì dì yī míng Dà tóu ér zi hé Mèi mei
“孩子队第一名！”大头儿子和妹妹
tóu yǐ jing dào dá shān jiǎo gāo xìng de dà jiào
头已经到达山脚，高兴地大叫。

bà ba mā ma men zhāi le hěn duō yě huā chā zài Mèi mei
爸爸妈妈们摘了很多野花插在妹妹
tóu de tóu fa shang chā zài Dà tóu ér zi de yī fu shang zhù
头的头发上，插在大头儿子的衣服上祝
hè tā men
贺他们。

jǐ tiān yǐ hòu de yí gè bàng wǎn zài huǒ chē zhàn de
几天以后的一个傍晚，在火车站的
zhàn tái shang tíng zhe yí liè hóng huǒ chē hé yí liè lǜ huǒ
站台上停着一列红火车和一列绿火

chē hóng huǒ chē shang xiě zhe zhí dá Shàng hǎi lǜ huǒ
车，红火车上写着“直达上海”，绿火

chē shàng xiě zhe zhí dá Wú xī
车上写着“直达无锡”。

bà ba mā ma men zhàn zài liǎng liè huǒ chē zhōng jiān wò
爸爸妈妈们站在两列火车中间握

shǒu gào bié huǒ chē míng dí le
手告别，火车鸣笛了。

zài jiàn
“再见！”

zài jiàn
“再见！”

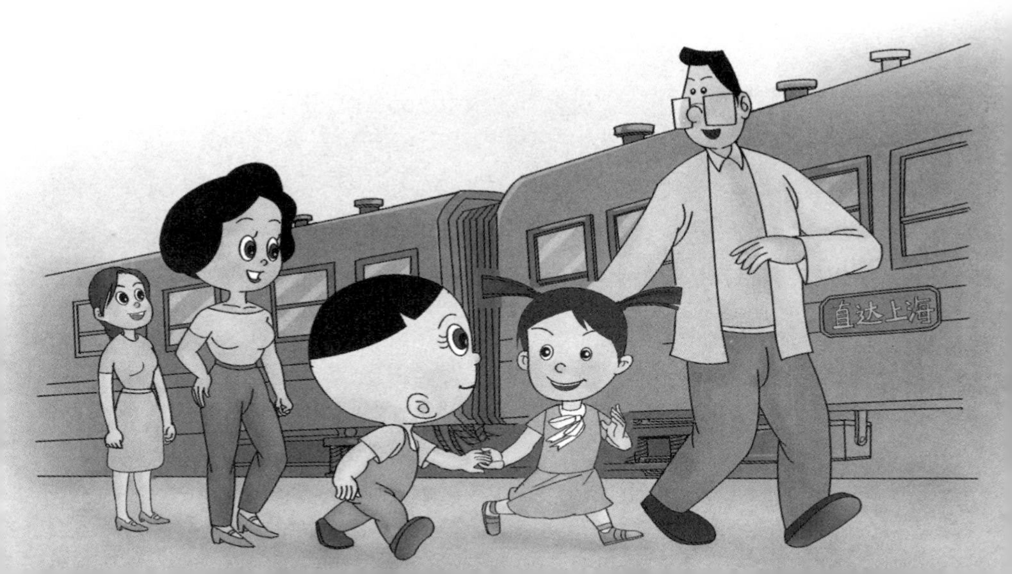

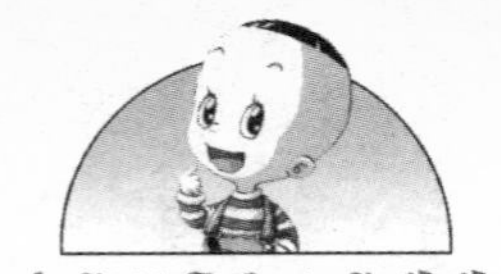

hū rán Dà tóu ér zi hé Mèi mei tóu jǐn jǐn yōng bào
忽然，大头儿子和妹妹头紧紧拥抱
zài yì qǐ yǎn jing hóng hóng de
在一起，眼睛红红的。

Xiǎo tóu bà ba máng shuō bié nán guò wǒ men yǐ
小头爸爸忙说：“别难过，我们已
jing jiāo huàn le míng piàn shǔ jià de shí hou hái kě yǐ xiāng
经交换了名片，暑假的时候还可以相
yuē yì qǐ chū lai lǚ xíng
约一起出来旅行……”

Dà tóu ér zi guà zhe lèi huā xiào le zhēn de ma Mèi
大头儿子挂着泪花笑了：“真的吗？”妹
mei tóu yě xiào le
妹头也笑了。

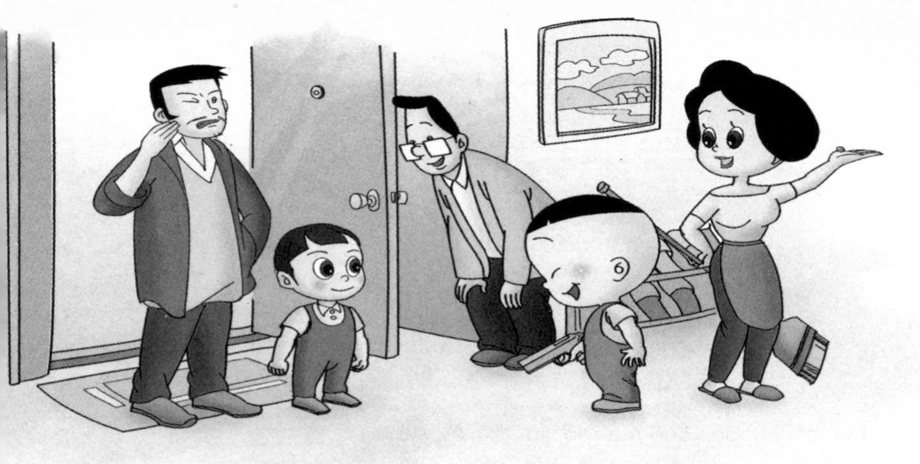

luàn qī bā zāo de yì tiān

乱七八糟的一天

zhè tiān zhōng wǔ yào chī fàn de shí hou Dà tóu ér zi
这天中午要吃饭的时候，大头儿子
gāo gāo xìng xìng de fàng hǎo le sì zhī dèng zi sì zhī wǎn
高高兴兴地放好了四只凳子、四只碗、
sì bǎ tiáo gēng hé sì shuāng kuài zi
四把调羹和四双筷子。

tā yì biān fàng yì biān zuǐ li kuài huo de jiào zhe
他一边放，一边嘴里快活地叫着：
ō ō Lā la yào lái lou ō ō Lā la yào lái
“噢！噢！拉拉要来喽！噢！噢！拉拉要来
lou Lā la shì Dà tóu ér zi de biǎo xiōng dì
喽！”拉拉是大头儿子的表兄弟。

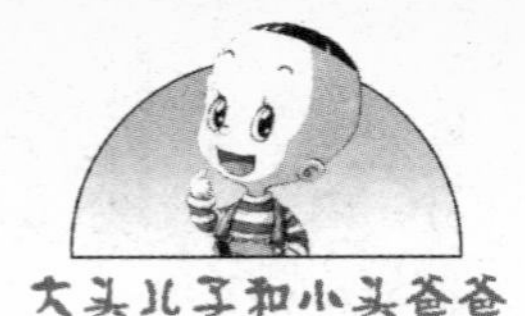

yí qiè dōu zhǔn bèi hǎo le kě Lā la hái méi you lái
一切都准备好了，可拉拉还没有来。

Dà tóu ér zi dǎ kāi mén cháo wài mian kàn Lā la huì bu huì pǎo dào bié ren jiā li qù le
大头儿子打开门朝外面看："拉拉会不会跑到别人家里去了？"

nǐ xiǎo yí huì sòng Lā la lái de cuò bu liǎo Wéi qún mā ma shuō
"你小姨会送拉拉来的，错不了。"围裙妈妈说。

kě Dà tóu ér zi hái shi bú fàng xīn tā yòu ná lai wàng yuǎn jìng pā zài chuāng kǒu shang kàn Dà tóu ér zi kàn zhe kàn zhe hū rán jiào qi lai à wǒ kàn jian yí gè rén tā hěn xiàng guǎi mài xiǎo hái de huài rén
可大头儿子还是不放心，他又拿来望远镜趴在窗口上看。大头儿子看着看着，忽然叫起来："啊！我看见一个人，他很像拐卖小孩的坏人！"

Xiǎo tóu bà ba zǒu guo qu xiào zhe shuō bié hú shuō bā dào de huài rén yào shi kàn de chū lái
小头爸爸走过去笑着说："别胡说八道的，坏人要是看得出来……"

Xiǎo tóu bà ba nǐ kuài kàn zhè ge huài rén chān zhe
"小头爸爸你快看！这个坏人搀着

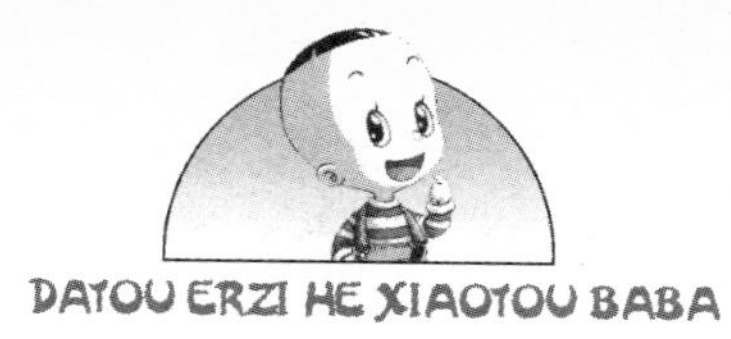

Lā la de shǒu
拉拉的手！”

shén me huài rén chān zhe Lā la de shǒu zhè
“什么？坏人搀着拉拉的手？”这
xià Xiǎo tóu bà ba hé Wéi qún mā ma qiǎng zhe qù kàn wàng
下，小头爸爸和围裙妈妈抢着去看望
yuǎn jìng
远镜。

āi yā zhēn de zhǐ jiàn cóng wàng yuǎn jìng li
“哎呀！真的！”只见从望远镜里
xiǎn xiàn chu lai gè zi gēn Dà tóu ér zi chà bu duō de Lā la
显现出来个子跟大头儿子差不多的拉拉
hé luò sāi hú zi de mò shēng nán rén shǒu lā shǒu zǒu zhe
和络腮胡子的陌生男人手拉手走着。
tā men lì kè diū xia wàng yuǎn jìng yí gè ná tuō bǎ yí
他们立刻丢下望远镜，一个拿拖把，一
gè ná sào zhou jí máng pǎo chu qu Dà tóu ér zi cháo wū
个拿扫帚，急忙跑出去。大头儿子朝屋
li kàn le yì quān ná qi yì bǎ dài xiàng pí tóu zǐ dàn de
里看了一圈，拿起一把带橡皮头子弹的
qiāng jǐn gēn zài hòu mian
枪，紧跟在后面。

kuài bǎ Lā la fàng xia bù rán wǒ yào nǐ de
“快把拉拉放下！不然我要你的

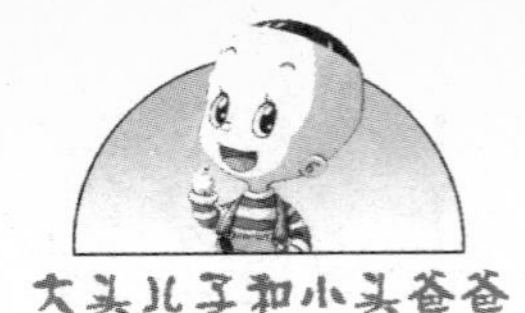

mìng Xiǎo tóu bà ba zài qián mian hǎn
命！”小头爸爸在前面喊。

yào shi zài bú fàng xia wǒ men jiù bào jǐng la
“要是再不放下，我们就报警啦！”

Wéi qún mā ma gēn zài hòu mian jiào
围裙妈妈跟在后面叫。

nà ge chān zhe Lā la de dà rén lèng le yí xià rán
那个搀着拉拉的大人愣了一下，然

hòu tuō qi Lā la zhuǎn shēn jiù pǎo Lā la biān pǎo biān huí
后拖起拉拉转身就跑，拉拉边跑，边回

guò tóu lai qí guài de wàng zhe
过头来奇怪地望着。

Xiǎo tóu bà ba hé Wéi qún mā ma pīn mìng zhuī biān zhuī
小头爸爸和围裙妈妈拼命追，边追

biān jiāng tuō bǎ hé sào zhou shuǎi de hū lā lā xiǎng xiǎng xià
边将拖把和扫帚甩得呼啦啦响，想吓

hu nà ge huài dàn hū rán suí zhe hū lā lā de shēng yīn
唬那个坏蛋。忽然随着呼啦啦的声音，

yòu yǒu sōu sōu de dōng xi fēi shang lai zhǐ jiàn Dà tóu
又有“嗖！嗖”的东西飞上来，只见大头

ér zi biān pǎo biān yòng shǒu qiāng miáo zhǔn qián fāng
儿子边跑，边用手枪瞄准前方——

dài xiàng pí tóu de zǐ dàn yì kē jiē yì kē xī zài huài rén de
带橡皮头的子弹一颗接一颗吸在坏人的

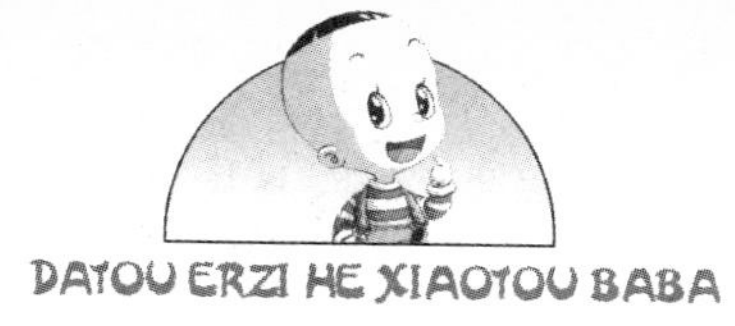

hòu nǎo sháo shang bèi shang hé pì gu shang Lā la
后脑勺上、背上和屁股上……拉拉
kàn zhe hū rán xiào qi lai tā tíng xia zài yě bù pǎo le pāi
看着忽然笑起来，他停下再也不跑了，拍
zhe shuāng shǒu shuō zhēn hǎo wán zhēn hǎo wán
着双手说：“真好玩！真好玩！”

Dà tóu ér zi yì jiā zi jí máng gǎn dào yì bǎ lā
大头儿子一家子急忙赶到，一把拉
guo Lā la
过拉拉。

Wéi qún mā ma jǐn jǐn lǒu zhù Lā la shuō hái hǎo méi
围裙妈妈紧紧搂住拉拉说：“还好没
bèi tā guǎi zǒu yào bù yí mā zěn me xiàng nǐ mā ma jiāo dài
被他拐走，要不姨妈怎么向你妈妈交代
ya
呀！”

zhè shí nà ge mò shēng nán rén zhèng zì jǐ yòng shǒu
这时，那个陌生男人正自己用手
bá qu liǎn shang de xiàng pí tóu zǐ dàn tā chī jīng de zhǐ zhe
拔去脸上的橡皮头子弹，他吃惊地指着
Wéi qún mā ma wèn Lā la shén me tā jiù shì nǐ qīn ài
围裙妈妈问拉拉：“什么？她就是你亲爱
de yí mā rán hòu yòu zhǐ zhe Xiǎo tóu bà ba hé Dà tóu ér
的姨妈？”然后又指着小头爸爸和大头儿

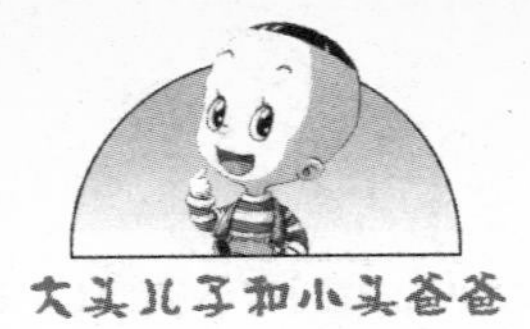

zi tā men jiù shì Xiǎo tóu bà ba hé Dà tóu ér zi
子，“他们就是小头爸爸和大头儿子？”

Lā la lián lián diǎn tóu
拉拉连连点头。

Wéi qún mā ma yě qí guài de wèn Lā la nǐ rèn shi
围裙妈妈也奇怪地问拉拉：“你认识

zhè ge mò shēng rén
这个陌生人？”

Lā la yě lián lián diǎn tóu
拉拉也连连点头。

Wéi qún mā ma kàn Xiǎo tóu bà ba Xiǎo tóu bà ba kàn
围裙妈妈看小头爸爸，小头爸爸看

Dà tóu ér zi rán hòu tā men yì qǐ kàn mò shēng rén
大头儿子，然后他们一起看陌生人。

mò shēng rén yòu fǎn shǒu bá xia bèi hòu de xiàng pí zǐ
陌生人又反手拔下背后的橡皮子

dàn Dà tóu ér zi hé Xiǎo tóu bà ba yǐ jí Wéi qún mā ma
弹，大头儿子和小头爸爸以及围裙妈妈

jí máng bāng zhe yì qǐ bá
急忙帮着一起拔。

mò shēng rén shuō wǒ shì tì Lā la de mā ma lái
陌生人说：“我是替拉拉的妈妈来

sòng Lā la de
送拉拉的。”

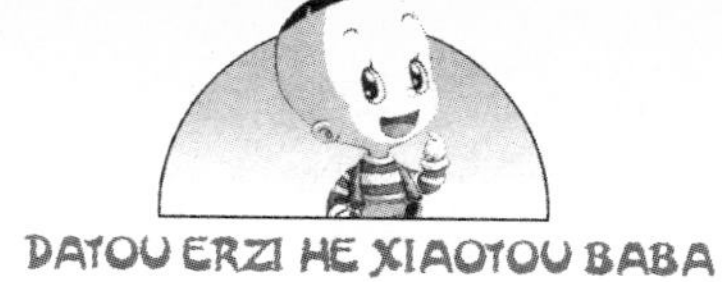

Xiǎo tóu bà ba à le yì shēng rán hòu lián shēng
小头爸爸“啊”了一声，然后连声
shuō duì bu qǐ zhēn shi duì bu qǐ
说：“对不起！真是对不起！”

sì gè rén zhè cái zhōng yú huí dào jiā li chī fàn
四个人这才终于回到家里吃饭。

xià wǔ Dà tóu ér zi hé Lā la yì qǐ xià qí Xiǎo
下午，大头儿子和拉拉一起下棋。小
tóu bà ba zuò zài Lā la yì biān zǒng shì bāng zhe Lā la shuō
头爸爸坐在拉拉一边，总是帮着拉拉说
huà Lā la zhēn cōng ming zhè bù qí zǒu de hǎo
话：“拉拉真聪明，这步棋走得好！”

chī píng guǒ de shí hou Xiǎo tóu bà ba yí gòng xuē le
吃苹果的时候，小头爸爸一共削了
sì gè tā bǎ zuì dà de gěi le Lā la
四个，他把最大的给了拉拉。

chī wǎn fàn de shí hou fàn cài dōu fàng hǎo le kě Dà
吃晚饭的时候，饭菜都放好了，可大
tóu ér zi què méi chū lai
头儿子却没出来。

Dà tóu ér zi kuài chū lai chī wǎn fàn Xiǎo tóu bà
“大头儿子！快出来吃晚饭！”小头爸
ba pǎo qu qiāo mén
爸跑去敲门。

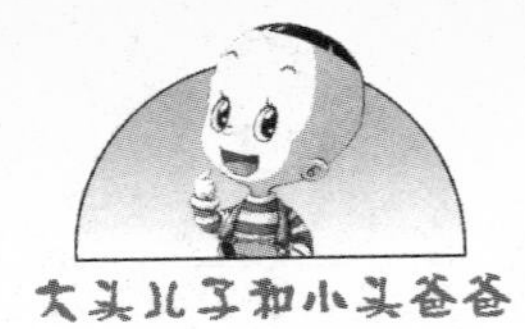

lǐ miàn jìng chuán lai Dà tóu ér zi de kū shēng wǒ
里面竟传来大头儿子的哭声："我

bù chī fǎn zhèng nǐ shén me dōu xiàng zhe Lā la hǎo xiàng
不吃，反正你什么都向着拉拉，好像

Lā la shì nǐ de ér zi yí yàng hng nǐ qù xǐ huan Lā
拉拉是你的儿子一样，哼！你去喜欢拉

la ba
拉吧！"

tā men zhǐ hǎo sān gè rén chī wǎn fàn
他们只好三个人吃晚饭。

wǎn shang shuì jiào le Wéi qún mā ma tì Lā la zài kè
晚上睡觉了，围裙妈妈替拉拉在客

tīng li de dà shā fā shang pū chuáng Lā la nǐ jiù shuì
厅里的大沙发上铺床："拉拉，你就睡

zài zhè er ba zhè shā fā yòu ruǎn yòu shū fu
在这儿吧，这沙发又软又舒服。"

Lā la kàn kan Dà tóu ér zi guān zhe de mén shuō
拉拉看看大头儿子关着的门说：

wǒ xiǎng hé Dà tóu ér zi shuì zài yì qǐ
"我想和大头儿子睡在一起。"

míng tiān ba děng míng tiān tā xiǎng míng bai le jiù
"明天吧，等明天他想明白了就

hǎo le
好了。"

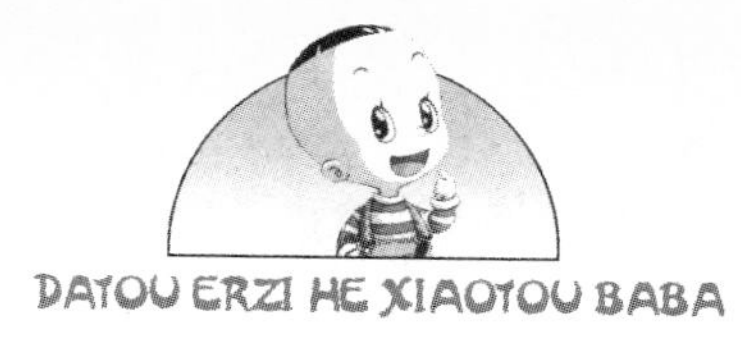

Lā la guāi guāi de shuì le xià lái
拉拉乖乖地睡了下来。

Dà tóu ér zi shuì zài zì jǐ de xiǎo chuáng shang yǎn
大头儿子睡在自己的小床上，眼
jing dèng de dà dà de Lā la zěn me méi jìn lai hé wǒ yì
睛瞪得大大的：“拉拉怎么没进来和我一
qǐ shuì tā xià le chuáng zǒu dào mén nà er rán hòu
起睡？”他下了床，走到门那儿，然后
qīng qīng dǎ kāi mén zǒu jìn kè tīng li jiè zhe yuè guāng
轻轻打开门，走进客厅里。借着月光，
Dà tóu ér zi kàn jian Lā la shuì zài shā fā shang
大头儿子看见拉拉睡在沙发上。

Lā la kàn jian Dà tóu ér zi yí xià zuò qi lai Dà
拉拉看见大头儿子，一下坐起来：“大
tóu ér zi wǒ men yì qǐ shuì hǎo ma
头儿子！我们一起睡好吗？”

qīng diǎn bà ba mā ma ěr duo kě líng la Dà tóu
“轻点，爸爸妈妈耳朵可灵啦！”大头
ér zi jí máng pǎo guo qu wǔ zhù tā de zuǐ
儿子急忙跑过去捂住他的嘴。

Dà tóu ér zi gāo xìng de zuān jìn Lā la de bèi wō
大头儿子高兴地钻进拉拉的被窝，
liǎng gè rén tóu āi zhe tóu yí huì er nǐ duì zhe wǒ de ěr
两个人头挨着头，一会儿你对着我的耳

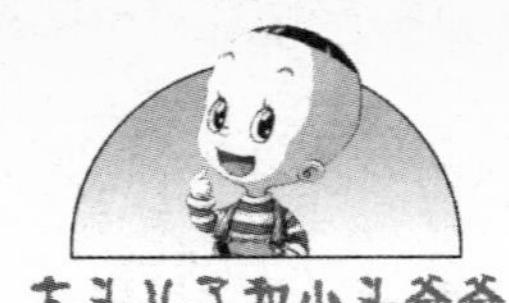

duo jiǎng yí huì er wǒ duì zhe nǐ de ěr duo shuō yí huì
朵讲，一会儿我对着你的耳朵说，一会
er yòu yì qǐ bǎ tóu mēng jìn bèi wō bǎ bèi zi gǒng de gāo
儿又一起把头蒙进被窝，把被子拱得高
gāo de
高的。

tiān liàng le Dà tóu ér zi bì zhuó yǎn jing shēn lǎn
天亮了，大头儿子闭着眼睛伸懒
yāo jiǎo yì dēng bǎ Lā la dēng xia le shā fā Lā la shùn
腰，脚一蹬，把拉拉蹬下了沙发。拉拉顺
shì bǎ Dà tóu ér zi yě tuō dào dì shang liǎng rén jiù zài dì
势把大头儿子也拖到地上，两人就在地
shang zhǎn kāi le qiǎng duó bèi zi de zhàn zhēng
上展开了抢夺被子的战争。

dǎ zhe wán zhe Dà tóu ér zi qí guài qi lai yí
打着玩着，大头儿子奇怪起来："咦？
Xiǎo tóu bà ba hé Wéi qún mā ma zěn me hái bù qǐ lai
小头爸爸和围裙妈妈怎么还不起来？"

tā pǎo dào mén nà ér yì tīng lǐ miàn chuán lai yí
他跑到门那儿一听，里面传来一
zhèn gāo guò yí zhèn de hū lu shēng
阵高过一阵的呼噜声……

Dà tóu ér zi huí dào tīng li duì Lā la shuō jīn
大头儿子回到厅里对拉拉说："今

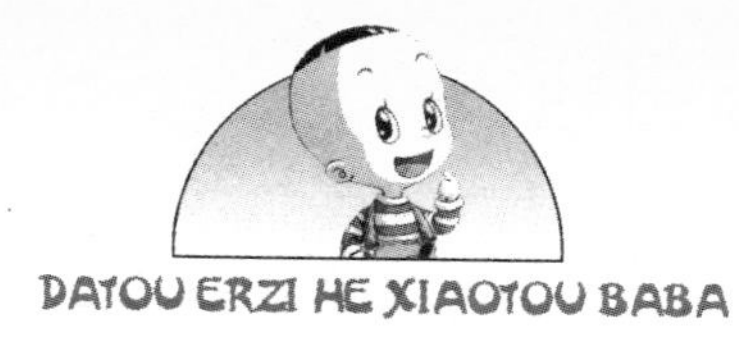

tiān wǒ men liǎng gè rén lái zuò zǎo fàn hǎo ma
天我们两个人来做早饭好吗？”

tài hǎo le Lā la tiào qi lai shuō
“太好了！”拉拉跳起来说。

tā men zǒu jìn chú fáng dǎ kāi bīng xiāng yòng zuì
他们走进厨房，打开冰箱，用最
kuài de sù dù qiē hǎo miàn bāo tú hǎo guǒ jiàng dào hǎo niú
快的速度切好面包，涂好果酱，倒好牛
nǎi Dà tóu ér zi ná chu yí gè tuō pán bǎ zǎo fàn fàng
奶。大头儿子拿出一个托盘：“把早饭放
zài bà ba mā ma de wò shì mén kǒu ràng tā men yì kāi mén
在爸爸妈妈的卧室门口，让他们一开门
jiù néng kàn jian Dà tóu ér zi hé Lā la yì qǐ jiāng tuō
就能看见。”大头儿子和拉拉一起将托
pán duān dào bà ba mā ma wò shì mén kǒu fàng xia
盘端到爸爸妈妈卧室门口放下。

Dà tóu ér zi hái jiāng jǐ zhī xiān huā yě fàng jìn tuō pán
大头儿子还将几枝鲜花也放进托盘
li
里。

tā men mǎn yì de lí qù huí dào cān tīng
他们满意地离去，回到餐厅。

nà wǒ men chī shén me ne Lā la wèn
“那我们吃什么呢？”拉拉问。

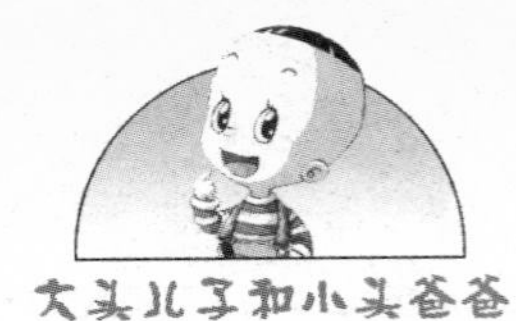

Dà tóu ér zi yì biān kāi bīng xiāng yì biān huí dá
大头儿子一边开冰箱一边回答：
fǎn zhèng jīn tiān shì wǒ men zì jǐ zuò zǎo fàn xiǎng chī
“反正今天是我们自己做早饭，想吃
shén me jiù chī shén me
什么就吃什么。”

Lā la tiǎn tian zuǐ chún shuō wǒ xiǎng chī qiǎo kè lì
拉拉舔舔嘴唇说：“我想吃巧克力
jiàng
酱。”

Dà tóu ér zi ná chu yí dà píng gěi Lā la chī ba
大头儿子拿出一大瓶给拉拉：“吃吧，
jǐn guǎn chī ba
尽管吃吧。”

nà nǐ chī shén me ne
“那你吃什么呢？”

Dà tóu ér zi yǐ jing zhǎo dào le tā yào chī de dōng
大头儿子已经找到了他要吃的东
xi huā shēng jiàng wǒ zuì xǐ huan chī huā shēng jiàng le
西：“花生酱！我最喜欢吃花生酱了！
kě píng shí mā ma zhǐ ràng wǒ zài miàn bāo shang tú báo báo de
可平时妈妈只让我在面包上涂薄薄的
yì céng
一层。”

Lā la jiē zhe shuō píng shí wǒ mā ma yě shì zhǐ ràng
拉拉接着说："平时我妈妈也是只让
wǒ zài miàn bāo shang tú báo báo yì céng qiǎo kè lì jiàng
我在面包上涂薄薄一层巧克力酱。"

tā men miàn duì miàn zài cān zhuō biān zuò xia yì rén
他们面对面在餐桌边坐下，一人
shǒu li ná yí dà píng jiàng jiù zhè me yòng shǒu zhǐ kōu zhe
手里拿一大瓶酱，就这么用手指抠着

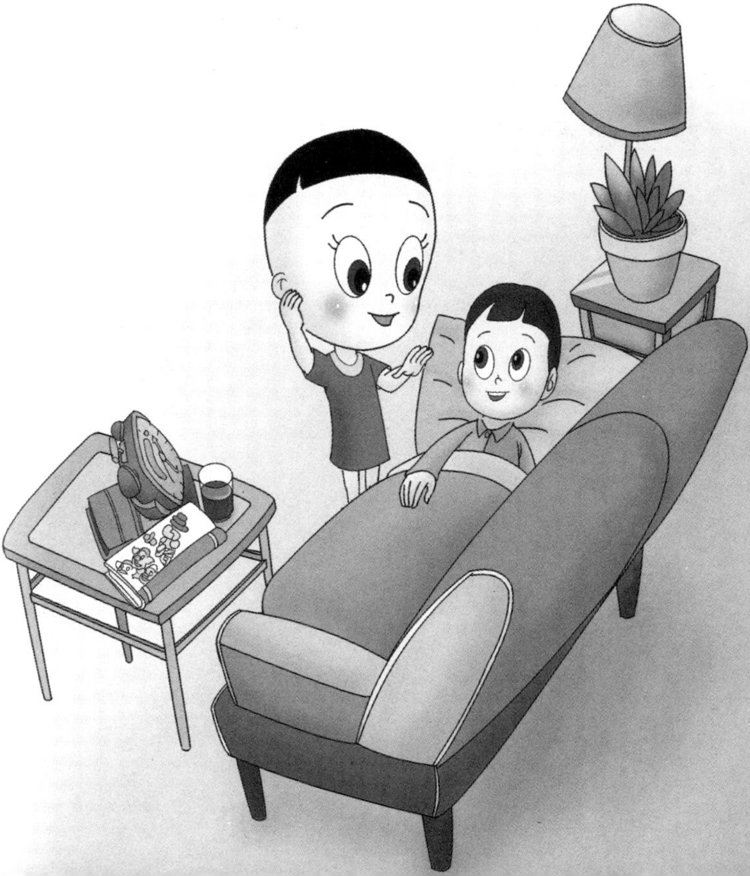

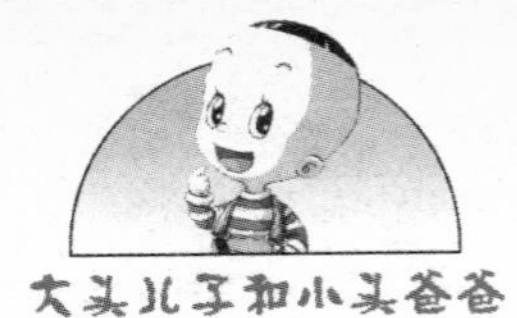

chī chī de bā jī bā jī chī de mǎn liǎn dōu shì
吃，吃得吧唧吧唧，吃得满脸都是。

hū rán zhǐ tīng zǒu láng li chuán lai huā lā lā yì
忽然，只听走廊里传来哗啦啦一

shēng jù xiǎng Dà tóu ér zi hé Lā la yí lèng jí máng
声巨响，大头儿子和拉拉一愣，急忙

pǎo chu qu kàn zhǐ jiàn tā men fàng zài dà wò shì mén kǒu de
跑出去看，只见他们放在大卧室门口的

zǎo cān bèi tī de mǎn dì dōu shì Xiǎo tóu bà ba hé Wéi
早餐，被踢得满地都是，小头爸爸和围

qún mā ma chuān zhe shuì yī lèng zài mén kǒu
裙妈妈穿着睡衣愣在门口。

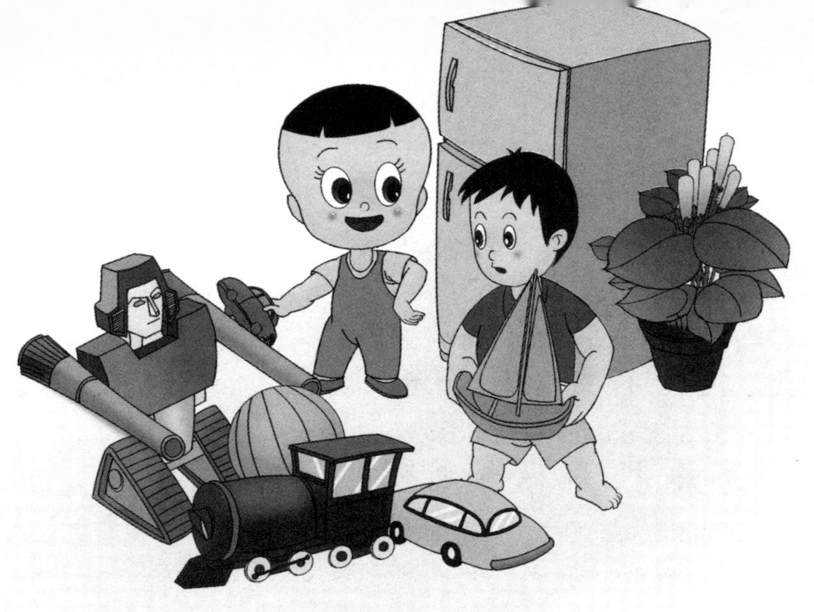

huì zuò wán jù de bà ba
会做玩具的爸爸

Dà tóu ér zi zài wán jù diàn kàn shang yí liàng yáo kòng sài chē. tā duì Xiǎo tóu bà ba shuō: "Xiǎo tóu bà ba, wǒ yào mǎi!"

大头儿子在玩具店看上一辆遥控赛车。他对小头爸爸说："小头爸爸，我要买！"

Xiǎo tóu bà ba kàn kan sài chē de jià gé, shuō: "tài guì le!"

小头爸爸看看赛车的价格，说："太贵了！"

Dà tóu ér zi shēng qì de shuō nǐ bù gěi wǒ mǎi
大头儿子生气地说："你不给我买

wán jù wǒ jiù bú yào nǐ zuò bà ba le
玩具，我就不要你做爸爸了！"

nà nǐ zhǎo shuí zuò bà ba ne
"那你找谁做爸爸呢？"

zhǎo gěi wǒ mǎi wán jù de rén zuò bà ba
"找给我买玩具的人做爸爸！"

zhè shí hou tā men yǐ jing zǒu dào le jiā mén kǒu Dà
这时候他们已经走到了家门口，大

tóu ér zi hū rán tíng xia zhuǎn shēn cháo lìng yí dòng xiǎo
头儿子忽然停下，转身朝另一栋小

wū zǒu qu Xiǎo tóu bà ba jí máng wèn nǐ dào nǎ
屋走去。小头爸爸急忙问："你到哪

li qù
里去？"

Dà tóu ér zi huí dá wǒ dào dà ěr duo jiā li qù
大头儿子回答："我到大耳朵家里去。

dà ěr duo de bà ba zǒng shì gěi dà ěr duo mǎi hěn duō wán
大耳朵的爸爸总是给大耳朵买很多玩

jù suǒ yǐ wǒ yě yào qù zhǎo tā zuò wǒ de bà ba
具，所以，我也要去找他做我的爸爸！"

Xiǎo tóu bà ba nán guò de kàn zhe Dà tóu ér zi zǒu yuǎn
小头爸爸难过地看着大头儿子走远

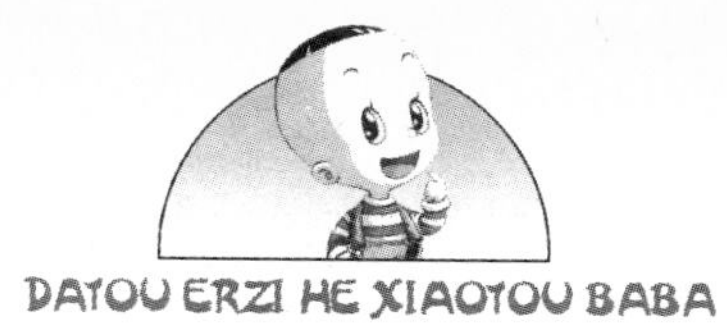

le
了。

Dà tóu ér zi èn xiǎng le dà ěr duo jiā de mén líng
大头儿子摁响了大耳朵家的门铃，
kāi mén de zhèng hǎo shì dà ěr duo de bà ba tā shì yí gè
开门的正好是大耳朵的爸爸，他是一个
dà pàng zi
大胖子。

Dà tóu ér zi shuō shū shu hǎo wǒ xiǎng zhǎo nǐ
大头儿子说："叔叔好，我想找你
zuò wǒ de bà ba
做我的爸爸！"

hǎo de hǎo de dà ěr duo zhèng hǎo méi you huǒ bàn
"好的好的，大耳朵正好没有伙伴。
nǐ jiù lái zuò wǒ de ér zi zuò tā de huǒ bàn ba dà
你就来做我的儿子，做他的伙伴吧！"大
pàng zi gāo xìng de lián lián diǎn tóu
胖子高兴得连连点头。

Dà tóu ér zi wèn nà nǐ huì bu huì yě gěi wǒ mǎi
大头儿子问："那你会不会也给我买
wán jù ya
玩具呀？"

dà pàng zi bǎ Dà tóu ér zi lā jìn wū huì huì
大胖子把大头儿子拉进屋："会，会，

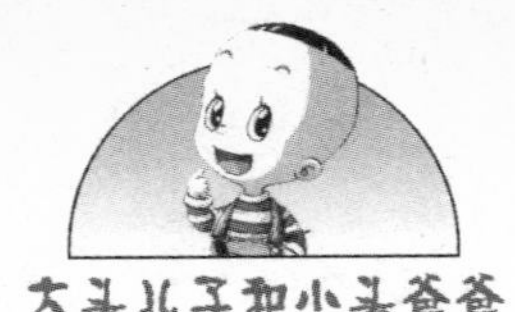

jīn tiān wǎn shang wǒ jiù gěi nǐ nǐ yào shén me
今天晚上我就给你……你要什么？
kuài shuō
快说！”

Dà tóu ér zi gāo xìng de tiào qi lai wǒ yào yí liàng
大头儿子高兴得跳起来：“我要一辆
yáo kòng sài chē
遥控赛车！”

dà pàng zi līn hǎo le bāo cháo mén wài zǒu qu
大胖子拎好了包，朝门外走去：
hǎo de hǎo de wǎn shang wǒ yí dìng gěi nǐ dài hui lai
“好的好的，晚上我一定给你带回来！”
rán hòu zhuǎn tóu wèn dà ěr duo nǐ yào shén me
然后转头问大耳朵，“你要什么？”

dà ěr duo xiǎng le yí xià wǒ yǐ jing yǒu yí liàng
大耳朵想了一下：“我已经有一辆
lán sè de yáo kòng sài chē le nǐ jiù zài gěi wǒ mǎi yí liàng
蓝色的遥控赛车了，你就再给我买一辆
lǜ sè de ba
绿色的吧！”

dà pàng zi zhè cái guān shang mén zǒu le
大胖子这才关上门走了。

dà ěr duo bǎ tā de wán jù quán bù ná chu lai gěi Dà
大耳朵把他的玩具全部拿出来给大

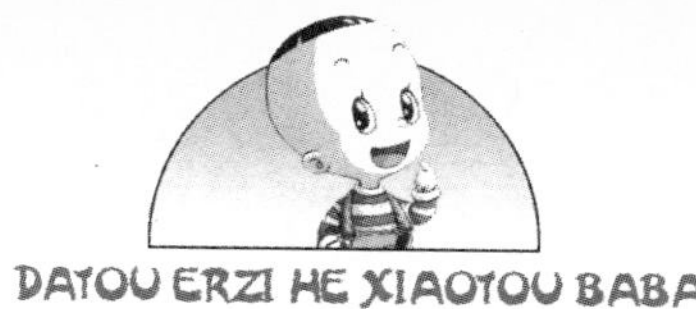

tóu ér zi wán zhè xiē dōu shì tǐng gāo jí de wán jù ràng
头儿子玩，这些都是挺高级的玩具，让
Dà tóu ér zi xiàn mù de bù dé liǎo
大头儿子羡慕得不得了。

nǐ bà ba zhēn hǎo Dà tóu ér zi rěn bu zhù
“你爸爸真好！”大头儿子忍不住
shuō
说。

kě dà ěr duo diǎn dian tóu yòu hū rán yáo yao tóu
可大耳朵点点头，又忽然摇摇头。

bàng wǎn dà pàng zi huí lai le shǒu li tí zhe liǎng
傍晚，大胖子回来了，手里提着两
dà hé wán jù
大盒玩具。

dà pàng zi yí jìn mén jiù hǎn dà ěr duo Dà tóu
大胖子一进门就喊：“大耳朵！大头
ér zi wǒ gěi nǐ men bǎ sài chē mǎi lai le
儿子！我给你们把赛车买来了！”

Dà tóu ér zi hé dà ěr duo gāo xìng de pǎo chu lai
大头儿子和大耳朵高兴地跑出来，
yì rén ná yí gè jiù wán qi lai le dà pàng zi zuò zài yì
一人拿一个就玩起来了。大胖子坐在一
biān kàn diàn shì
边看电视。

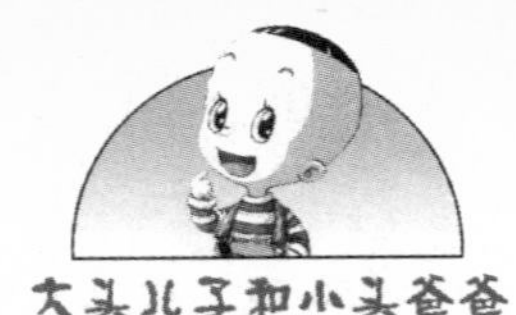

tā men wán le yí huì Dà tóu ér zi jiù duì dà pàng
他们玩了一会，大头儿子就对大胖

zi shuō shū shu nǐ gēn wǒ men yì qǐ wán ba
子说：“叔叔，你跟我们一起玩吧！”

dà pàng zi tóu yě bù huí de bǎi bai shǒu nǐ men
大胖子头也不回地摆摆手：“你们

zì jǐ dào lǐ wū qù wán ba wǒ yǒu shì rán hòu jì xù
自己到里屋去玩吧，我有事。”然后继续

kàn diàn shì
看电视。

Dà tóu ér zi duì zhe dà pàng zi wàng le yí huì
大头儿子对着大胖子望了一会，

zhuǎn shēn duì dà ěr duo qiǎo shēng shuō yào shi Xiǎo tóu bà
转身对大耳朵悄声说：“要是小头爸

ba zài jiā kěn dìng huì hé wǒ yì qǐ wán de
爸在家，肯定会和我一起玩的。”

dà ěr duo yě qiǎo shēng shuō wǒ de bà ba zhǐ gěi
大耳朵也悄声说：“我的爸爸只给

wǒ mǎi wán jù cóng lái bù hé wǒ yì qǐ wán
我买玩具，从来不和我一起玩。”

shuō wán tā men dā la zhe nǎo dai shī wàng de
说完，他们耷拉着脑袋，失望地

cháo lǐ wū zǒu qu
朝里屋走去。

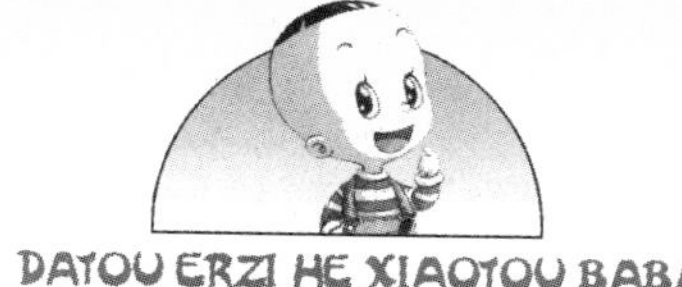

wǎn shang Dà tóu ér zi hé dà ěr duo zhǐ néng shuì
晚上，大头儿子和大耳朵只能睡
zài yì zhāng xiǎo chuáng shang
在一张小床上。

Dà tóu ér zi zhàn zài chuáng biān kàn kan xiǎo chuáng
大头儿子站在床边看看小床，
kàn kan bèi zi kàn kan zhěn tou hū rán duì dà ěr duo shuō
看看被子，看看枕头，忽然对大耳朵说：
zhè bú shì wǒ de xiǎo chuáng zhè bú shì wǒ de bèi zi zhè
“这不是我的小床，这不是我的被子，这
yě bú shì wǒ de zhěn tou rán hòu tā yòu zhuàn zhe nǎo dai
也不是我的枕头。”然后他又转着脑袋
cháo sì xià li kàn zhè er bú shì wǒ de jiā wǒ yào huí
朝四下里看，“这儿不是我的家。我要回
qu wǒ yào huí qu shuō wán tā lì kè pǎo chu le xiǎo
去！我要回去！”说完，他立刻跑出了小
wū
屋……

dà ěr duo ná zhe yí liàng sài chē zhuī chu qu shuō
大耳朵拿着一辆赛车追出去说：
zhè shì wǒ bà ba gěi nǐ mǎi de sài chē bié wàng jì
“这是我爸爸给你买的赛车，别忘记
dài zǒu
带走。”

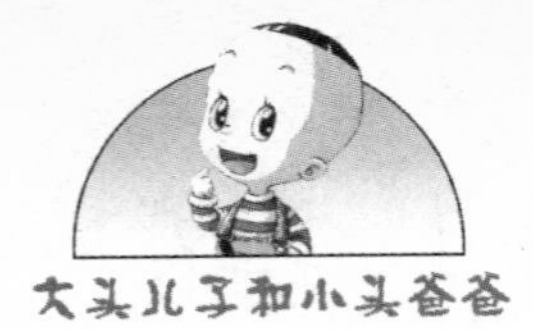

Dà tóu ér zi tíng xia jiē guo lai kě yòu bǎ tā huán
大头儿子停下接过来，可又把它还
gěi dà ěr duo zhè bú shì Xiǎo tóu bà ba gěi wǒ mǎi de wán
给大耳朵："这不是小头爸爸给我买的玩
jù wǒ bú yào shuō wán tā chōng chu le dà mén
具，我不要。"说完，他冲出了大门。

Dà tóu ér zi jiā de xiǎo wū li dēng hái liàng zhe hǎo
大头儿子家的小屋里灯还亮着，好
xiàng shì zài děng zhe Dà tóu ér zi huí jiā Dà tóu ér zi xiàng
像是在等着大头儿子回家。大头儿子向
zhe xiǎo wū fēi bēn guo qu
着小屋飞奔过去。

yí mén kāi zhe ne Dà tóu ér zi gāng yào kuà jin
咦？门开着呢！大头儿子刚要跨进
qu hū rán yòu zhàn zhù le tā qiāo qiāo de cóng mén wài
去，忽然又站住了，他悄悄地从门外
cháo lǐ kàn
朝里看。

Xiǎo tóu bà ba zhèng mǎn tóu dà hàn de bèi duì zhe
小头爸爸正满头大汗地背对着
mén zài gū zhī gū zhī jù mù tou zài tā shēn hòu de
门，在咕吱咕吱锯木头，在他身后的
zhuō zi shang fàng zhe yì pái gè zhǒng gè yàng de mù tou
桌子上，放着一排各种各样的木头

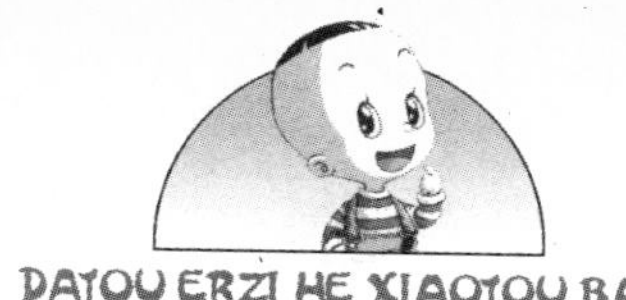

chē tā men zhǎn xīn zhǎn xīn de hái sàn fā zhe mù tou
车，它们崭新崭新的，还散发着木头
de xiāng wèi
的香味。

Dà tóu ér zi gāo xìng de gāng yào chōng jin qu hū rán
大头儿子高兴得刚要冲进去，忽然
yòu zhàn zhù le tā zhuā zhua dà tóu zhuǎn shēn dōng zhǎo xī
又站住了，他抓抓大头，转身东找西
zhǎo yí xià kàn jian le mén biān de yì gēn zhú gān hé yí gè
找，一下看见了门边的一根竹竿和一个
tiě gōu
铁钩。

Dà tóu ér zi qiāo qiāo de bǎ tiě gōu bǎng dào zhú gān
大头儿子悄悄地把铁钩绑到竹竿
shang rán hòu jǔ qi lai shēn dào zhuō zi shang jiāng yí
上，然后举起来伸到桌子上，将一
liàng liàng mù tou chē diào le chū lái
辆辆木头车“钓”了出来。

Xiǎo tóu bà ba yòu zuò hǎo le yí liàng tā zhuǎn shēn
小头爸爸又做好了一辆，他转身
xiǎng fàng dào zhuō shang yí nà me duō de mù tou chē nǎ
想放到桌上：“咦，那么多的木头车哪
qù la tā dōng kàn xī kàn hái cháo zhuō zi dǐ xia kàn
去啦？”他东看西看，还朝桌子底下看

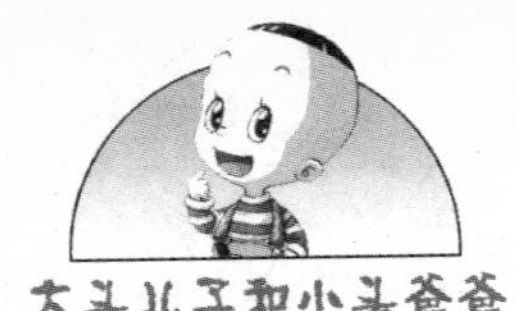

zuì hòu tā pǎo dào mén kǒu cháo wài zhāng wàng zhe
……最后他跑到门口朝外张望着

shuō nán dào mù tou chē dōu kāi pǎo le shuō zhe tā
说："难道木头车都开跑了？"说着，他

cháo mén wài zǒu qu
朝门外走去。

Dà tóu ér zi qiāo qiāo de gēn shang Xiǎo tóu bà ba tū
大头儿子悄悄地跟上小头爸爸，突

rán cóng bèi hòu shēn shǒu qù hē tā de yǎng yang Xiǎo tóu bà
然从背后伸手去呵他的痒痒。小头爸

ba dà jiào yǎng sǐ le yǎng sǐ le rán hòu yí gè
爸大叫："痒死了！痒死了！"然后一个

zhuǎn shēn bǎ Dà tóu ér zi bào qi lai Dà tóu ér zi nǐ
转身把大头儿子抱起来，"大头儿子你

kě huí lai le
可回来了！"

Dà tóu ér zi shǐ jìn qīn yí xià Xiǎo tóu bà ba Xiǎo
大头儿子使劲亲一下小头爸爸："小

tóu bà ba wǒ zhēn xiǎng nǐ
头爸爸，我真想你！"

Xiǎo tóu bà ba shuō Dà tóu ér zi wǒ yě zhēn
小头爸爸说："大头儿子，我也真

xiǎng nǐ
想你！"

wǒ zài yě bú qù zhǎo bié ren zuò bà ba le
“我再也不去找别人做爸爸了！”

Xiǎo tóu bà ba shǐ jìn qīn yí xià Dà tóu ér zi zhēn
小头爸爸使劲亲一下大头儿子：“真
de ma wǒ tài gāo xìng le
的吗？我太高兴了！”

Dà tóu ér zi cóng kǒu dai li ná chu yí liàng liàng mù
大头儿子从口袋里拿出一辆辆木
tou chē nǐ zuò de mù tou chē wǒ zhēn xǐ huan
头车：“你做的木头车我真喜欢！”

Xiǎo tóu bà ba yì tīng bǎ Dà tóu ér zi jǔ dào kōng
小头爸爸一听，把大头儿子举到空
zhōng wǒ jiù shì wèi nǐ zuò de wǒ jiù shì wèi nǐ zuò
中：“我就是为你做的！我就是为你做
de
的！”

tā men huí dào wū li yòu yì qǐ zuò qi lai
他们回到屋里又一起做起来。

Xiǎo tóu bà ba ná qi zuì hòu shèng xia de liǎng kuài mù
小头爸爸拿起最后剩下的两块木
tou wèn zhè liǎng kuài xiǎo mù tou zuò shén me ne
头问：“这两块小木头做什么呢？”

Dà tóu ér zi jiē guo lai kàn le kàn shuō yí kuài zuò
大头儿子接过来看了看说：“一块做

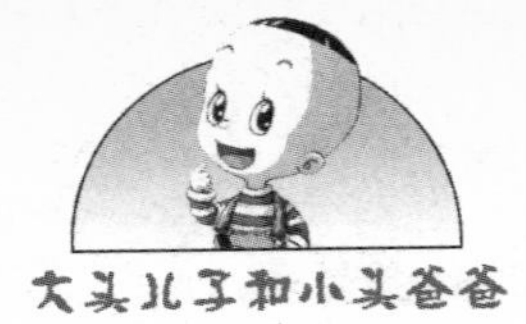

Dà tóu ér zi yí kuài zuò Xiǎo tóu bà ba
‘大头儿子’，一块做‘小头爸爸’！”

Xiǎo tóu bà ba shuō hǎo zhǔ yi
小头爸爸说：“好主意！”

tā yòng dāo fēi kuài de xuē zhǐ jiàn mù xiè xiàng xuě huā
他用刀飞快地削，只见木屑像雪花
yí yàng cóng kōng zhōng luò xia lai luò zài dà tóu xiǎo tóu
一样从空中落下来，落在大头小头
shang
上。

Dà tóu ér zi bǎ tā de mù tou chē duì zhěng qí de
大头儿子把他的木头车队，整齐地
pái liè zài jiā mén qián de kòng dì shang yǒu de chē shang
排列在家门前的空地上。有的车上
zhuāng zhe yě huā yǒu de chē shang zhuāng zhe shù zhī yǒu
装着野花，有的车上装着树枝，有
de chē shang zhuāng zhe xiǎo shí zǐ xiǎo niǎo zài kōng
的车上装着小石子……小鸟在空
zhōng fēi lai fēi qu hǎo xiàng yào zuò mù tou chē
中飞来飞去，好像要坐木头车。

zhè shí hou yǒu xiǎo péng yǒu ná zhe gè zhǒng diàn dòng
这时候，有小朋友拿着各种电动
wán jù lù xù zǒu lai tā men kàn jian mù tou chē dōu jīng yà
玩具陆续走来，他们看见木头车都惊讶

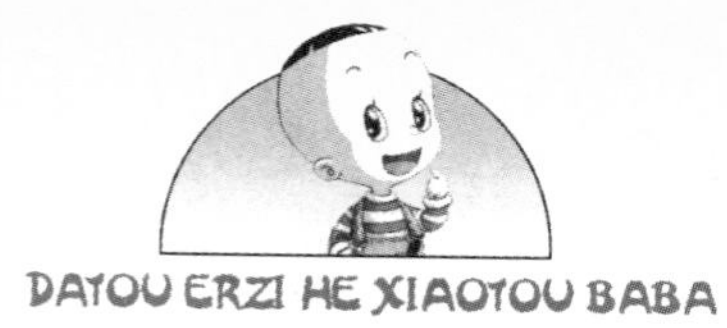

de tíng xia lai wèn
地停下来问：

Dà tóu ér zi zhè mù tou chē shì zài nǎ er mǎi de
“大头儿子，这木头车是在哪儿买的？
zhēn hǎo wán
真好玩！”

Dà tóu ér zi huí dá cái bú shì mǎi de ne shì Xiǎo
大头儿子回答：“才不是买的呢，是小
tóu bà bà hé wǒ yì qǐ zuò de
头爸爸和我一起做的！”

shén me nǐ bà ba hái huì hé nǐ yì qǐ zuò wán
“什么？你爸爸还会和你一起做玩
jù
具？”

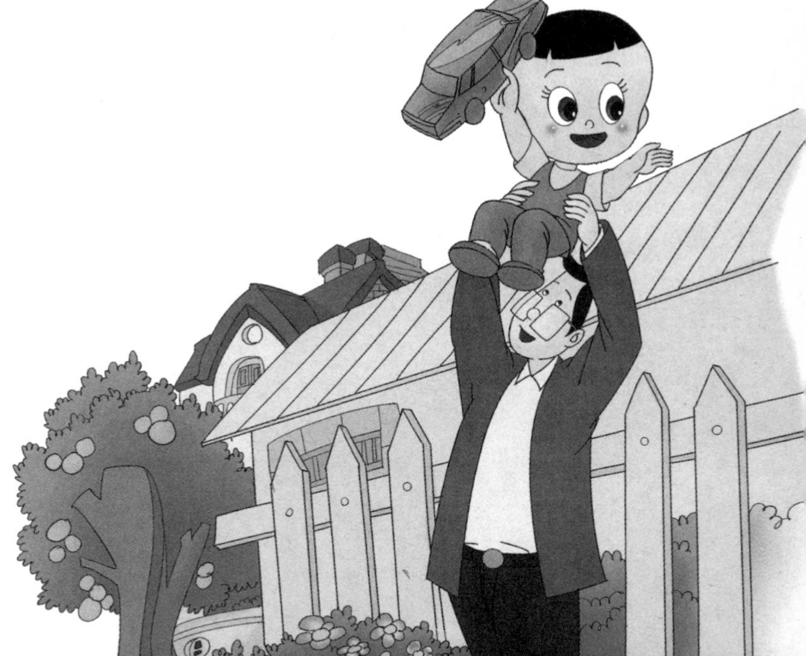

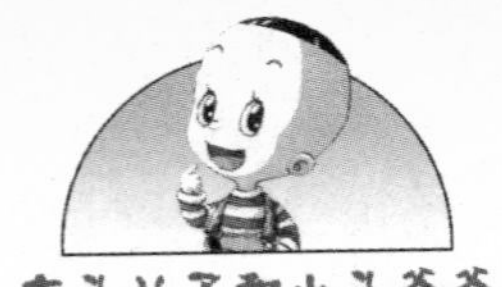

Dà tóu ér zi tóu yì tái nà dāng rán
大头儿子头一抬:“那当然。”

wǒ bà ba kě shì zhǐ huì gěi wǒ mǎi wán jù bú huì gěi wǒ zuò wán jù
“我爸爸可是只会给我买玩具,不会给我做玩具。”

xiǎo péng yǒu dōu dūn zài mù tou chē qián dōu yòng shǒu qù mō
小朋友都蹲在木头车前,都用手去摸。

Dà tóu ér zi ràng wǒ men yě wán yi wán mù tou chē ba
“大头儿子,让我们也玩一玩木头车吧!”

Dà tóu ér zi xiǎng le xiǎng shuō hǎo ba
大头儿子想了想,说:“好吧。”

yú shì dà jiā diū xia zì jǐ de diàn dòng wán jù xiàng qiǎng yí yàng ná qi yí liàng yòu yí liàng kě ài de wán jù mù tou chē
于是,大家丢下自己的电动玩具,像抢一样拿起一辆又一辆可爱的玩具木头车……

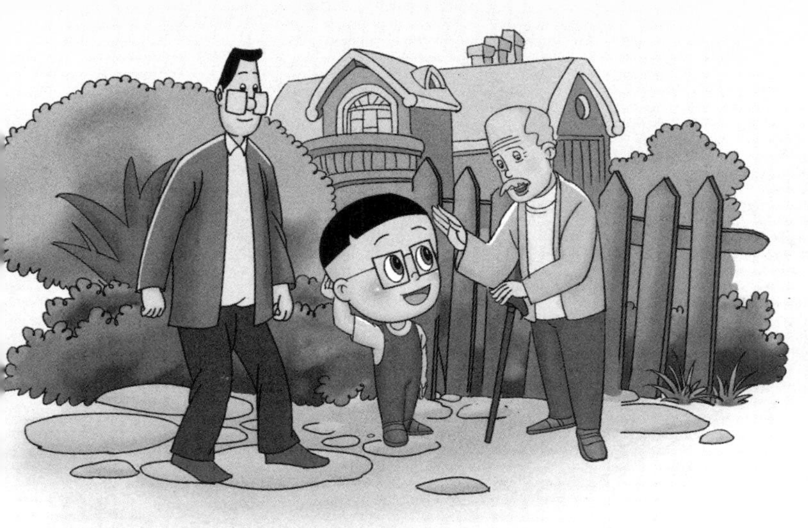

yǎn jìng de gù shi
眼镜的故事

qiáng shang yǒu yì zhāng dà zhào piàn shì Dà tóu ér zi
墙上有一张大照片，是大头儿子
hé Xiǎo tóu bà ba de hé yǐng Xiǎo tóu bà ba dài zhe yǎn jìng
和小头爸爸的合影：小头爸爸戴着眼镜，
Dà tóu ér zi méi dài yǎn jìng
大头儿子没戴眼镜。

Dà tóu ér zi kàn zhe hū rán wèn Xiǎo tóu bà ba
大头儿子看着，忽然问："小头爸爸，
wèi shén me nǐ dài yǎn jìng wǒ bú dài yǎn jìng
为什么你戴眼镜，我不戴眼镜？"

yīn wei wǒ de yǎn jing kàn bu qīng chu nǐ de yǎn jing
“因为我的眼睛看不清楚，你的眼睛

néng kàn qīng chu
能看清楚。”

kě yào shi wǒ bú dài yǎn jìng jiù bú xiàng nǐ de ér
“可要是我不戴眼镜就不像你的儿

zi le
子了！”

zhè dào bù yí dìng Xiǎo tóu bà ba shuō
“这倒不一定。”小头爸爸说。

Dà tóu ér zi pǎo qu lā kāi yí gè gōng jù chōu ti
大头儿子跑去拉开一个工具抽屉：

Xiǎo tóu bà ba nǐ bāng wǒ zuò yí fù jiǎ yǎn jìng hǎo ma
“小头爸爸，你帮我做一副假眼镜好吗？

zhǐ yào zuò gè yǎn jìng kuàng zhōng jiān méi you jìng piàn de
只要做个眼镜框，中间没有镜片的。”

Xiǎo tóu bà ba xiǎng le xiǎng ǹ hǎo zhǔ yi
小头爸爸想了想：“嗯，好主意。”

Xiǎo tóu bà ba yòng yì gēn chuān guo xì qiān sī de lǜ
小头爸爸用一根穿过细铅丝的绿

sù liào guǎn qū chéng yí fù yǎn jìng kuàng gěi Dà tóu ér zi
塑料管，曲成一副眼镜框，给大头儿子

dài shang Dà tóu ér zi gāo xìng de tiào qi lai zhēn hǎo
戴上，大头儿子高兴地跳起来：“真好！

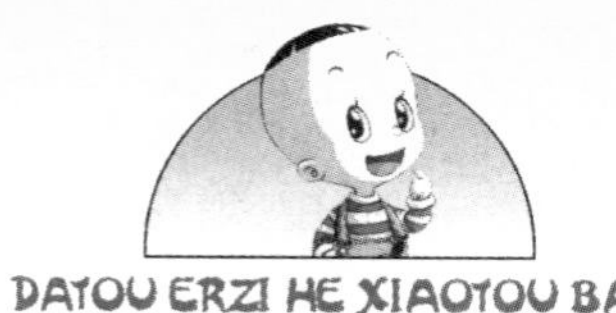

zhēn hǎo
真好！”

Xiǎo tóu bà ba dài zhe Dà tóu ér zi yì qǐ chū qu le
小头爸爸带着大头儿子一起出去了。

yíng miàn pèng dào yí wèi bó bo tā wēi xiào zhe gēn
迎面碰到一位伯伯，他微笑着跟
Xiǎo tóu bà ba dǎ zhāo hu rán hòu shōu qi xiào róng zhǐ zhe
小头爸爸打招呼，然后收起笑容指着
Dà tóu ér zi wèn zhè shì shuí ya
大头儿子问：“这是谁呀？”

wǒ shì Dà tóu ér zi ya
“我是大头儿子呀！”

bó bo jīng yà de zhuā zhe zì jǐ de nǎo dai Dà tóu
伯伯惊讶地抓着自己的脑袋：“大头
ér zi zěn me bú xiàng le ne
儿子？怎么不像了呢！”

xiàn zài xiàng le ma Dà tóu ér zi gǎn jǐn jiāng yǎn
“现在像了吗？”大头儿子赶紧将眼
jìng kuàng ná diào
镜框拿掉。

bó bo xiào zhe lián lián diǎn tóu duì duì duì zhè cái
伯伯笑着连连点头：“对，对对，这才
shì wǒ rèn shi de Dà tóu ér zi
是我认识的大头儿子！”

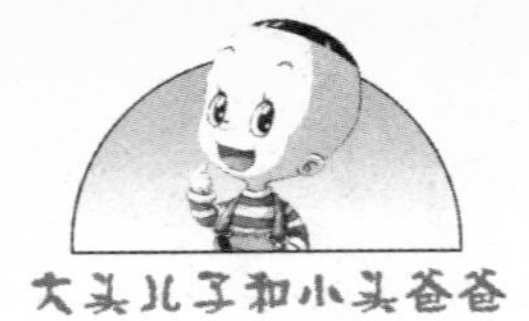

Dà tóu ér zi hé xiǎo tóu bà bà zǒu zhe zǒu zhe yòu
大头儿子和小头爸爸走着走着，又
pèng dào yí wèi shěn shen
碰到一位婶婶。

shěn shen lè hē hē de gēn Xiǎo tóu bà ba dǎ wán zhāo
婶婶乐呵呵地跟小头爸爸打完招
hu yǐ hòu wèn Dà tóu ér zi nǎ qù la
呼以后，问："大头儿子哪去啦？"

Dà tóu ér zi jí máng ná diào yǎn jìng kuàng wǒ jiù
大头儿子急忙拿掉眼镜框："我就
shì Dà tóu ér zi ya
是大头儿子呀！"

shěn shen còu jìn yí kàn zài kàn Dà tóu ér zi shǒu
婶婶凑近一看，再看大头儿子手
zhōng de yǎn jìng kuàng ò yuán lái shì tā bǎ nǐ dǎng
中的眼镜框："哦，原来是它把你挡
zhù le
住了！"

děng shěn shen yì zǒu yuǎn Dà tóu ér zi jiù shēng qì
等婶婶一走远，大头儿子就生气
de shuō zhēn qí guài wǒ xiàng nǐ yí yàng dài shang yǎn
地说："真奇怪，我像你一样戴上眼
jìng dà jiā fǎn ér bú rèn shi wǒ le
镜，大家反而不认识我了！"

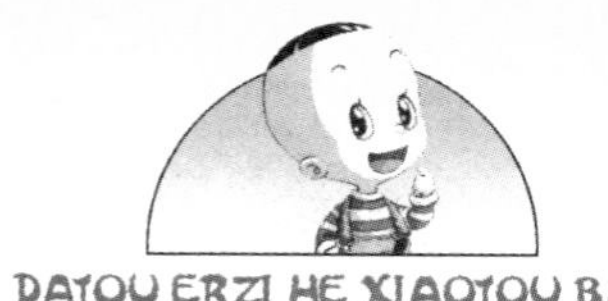

xiǎo tóu bà bà tīng le zhǐ shì xiào yi xiào
小头爸爸听了只是笑一笑。

wǎn shang Dà tóu ér zi dài zhe tā de yǎn jìng dǎo
晚上，大头儿子戴着他的“眼镜”倒
zài chuáng shang xiǎng yě xǔ míng tiān dà jiā jiù huì rèn shi
在床上想：也许明天大家就会认识
wǒ de
我的。

bàn yè li Dà tóu ér zi yào xiǎo biàn le tā mí mí
半夜里，大头儿子要小便了，他迷迷
hū hū de pá qi lai wǎng cè suǒ zǒu qu tā mō zhe zhǎo kāi
糊糊地爬起来往厕所走去。他摸着找开
guān méi zhǎo dào biàn shǐ jìn zhēng dà yǎn jing cái zhǎo dào
关，没找到，便使劲睁大眼睛才找到，
bā dā yì shēng dǎ kāi dēng xià jiù shì yí miàn dà
“吧嗒”一声打开——灯下就是一面大
jìng zi Dà tóu ér zi yí xià cóng jìng zi li kàn jian yí gè
镜子，大头儿子一下从镜子里看见一个
tā bú rèn shi de dài yǎn jìng de rén jiù mìng a guǐ
他不认识的、戴眼镜的人：“救命啊！鬼！
guǐ tā xià de dà jiào qi lai pīn mìng wǎng huí pǎo
鬼……”他吓得大叫起来，拼命往回跑。
Xiǎo tóu bà bà hé Wéi qún mā ma yí xià bèi jīng xǐng tā men
小头爸爸和围裙妈妈一下被惊醒，他们

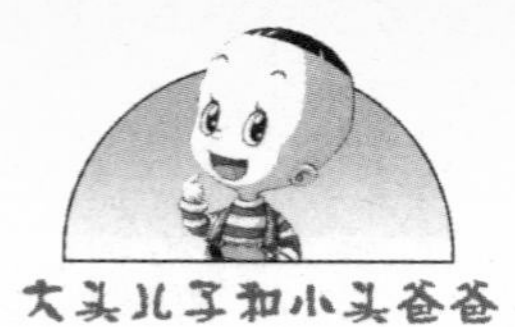

bēn chu lai jǐn jǐn bào zhù tā
奔出来紧紧抱住他。

Dà tóu ér zi nǐ kuài xǐng xing wǒ shì Xiǎo tóu bà
“大头儿子你快醒醒！我是小头爸
ba
爸！”

nǐ dào dǐ kàn jian shén me le bèi xià chéng zhè ge
“你到底看见什么了？被吓成这个
yàng zi
样子！”

wǒ wǒ kàn jian yí gè yí gè bú rèn shi
“我……我看见一个……一个不认识
de rén duǒ zài cè suǒ li
的人，躲在厕所里……”

Xiǎo tóu bà ba jí máng wèn tā shì shén me yàng
小头爸爸急忙问：“他是什么样
de kuài gào su bà ba
的？快告诉爸爸！”

tā tā dài zhe yǎn jìng
“他、他戴着眼镜……”

Wéi qún mā ma tàn kǒu qì shuō nà bú shì nǐ zì jǐ
围裙妈妈叹口气说：“那不是你自己
ma
吗？”

nán guài bié ren bú rèn shi nǐ Xiǎo tóu bà ba shuō
"难怪别人不认识你。"小头爸爸说，
xiàn zài lián nǐ zì jǐ dōu bú rèn shi zì jǐ le
"现在连你自己都不认识自己了！"

Dà tóu ér zi à le yì shēng shēn shǒu mō mo
大头儿子"啊"了一声，伸手摸摸
zì jǐ de liǎn mō dào le yǎn jìng kuàng bù hǎo yì si de
自己的脸，摸到了眼镜框，不好意思地
shuō wǒ wàng le
说："我忘了。"

Dà tóu ér zi cóng cè suǒ li chū lai ná diào yǎn
大头儿子从厕所里出来，拿掉"眼
jìng shuō wǒ zài yě bú dài le rán hòu jì xù
镜"说："我再也不戴了！"然后继续
shuì jiào
睡觉。

zǎo chen Dà tóu ér zi xǐng lai ná qi yì biān de
早晨，大头儿子醒来，拿起一边的
yǎn jìng kàn zhe hū rán yǒu le zhǔ yi Xiǎo tóu bà ba
"眼镜"看着，忽然有了主意："小头爸爸！
Xiǎo tóu bà ba nǐ kuài lái ya
小头爸爸你快来呀！"

shén me shì ya Xiǎo tóu bà ba zhèng zài guā hú zi
"什么事呀？小头爸爸正在刮胡子

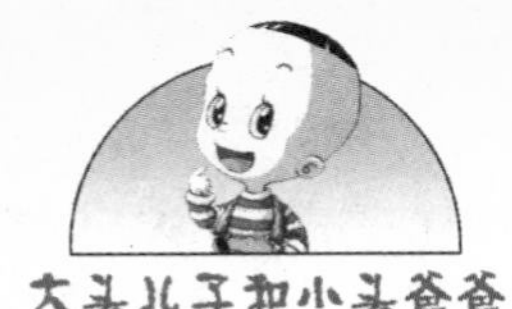

ne
呢！”

Dà tóu ér zi zhǐ zhe qiáng shang de dà zhào piàn shuō
大头儿子指着墙上的大照片说：

wǒ men liǎ dài zhe yǎn jìng zài qù pāi yì zhāng dà zhào piàn
“我们俩戴着眼镜再去拍一张大照片，

liú zuò jì niàn hǎo bu hǎo
留作纪念好不好？”

jǐ tiān yǐ hòu tā liǎ yì qǐ cóng zhào xiàng guǎn li
几天以后，他俩一起从照相馆里

qǔ chu xīn pāi de dà zhào piàn zhào piàn shang Xiǎo tóu bà ba
取出新拍的大照片，照片上小头爸爸

dài zhe yǎn jìng Dà tóu ér zi yě dài zhe yǎn jìng
戴着眼镜，大头儿子也戴着“眼镜”。

Dà tóu ér zi biān kàn biān gāo xìng de shuō wǒ zhè
大头儿子边看边高兴地说：“我这

yàng kàn shang qu cái xiàng bà ba
样看上去才像爸爸！”

Dà tóu ér zi yì huí dào jiā jiù ràng Xiǎo tóu bà ba
大头儿子一回到家，就让小头爸爸

bǎ qiáng shang yuán lái de dà zhào piàn ná xia lai bǎ xīn pāi
把墙上原来的大照片拿下来，把新拍

de zhào piàn guà shang qu
的照片挂上去。

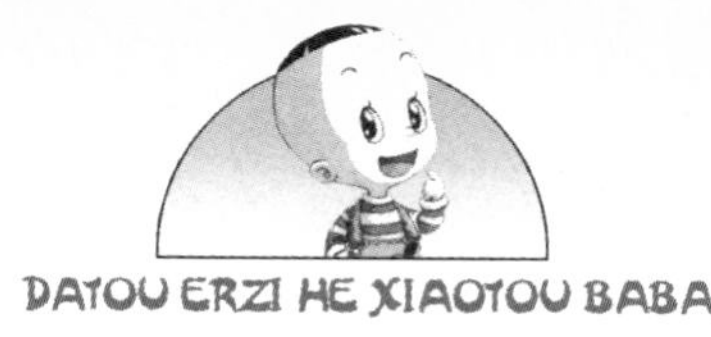

yí huì er mén líng xiǎng le Dà tóu ér zi jí máng
一会儿门铃响了，大头儿子急忙
pǎo qu kāi mén à shì wài gōng wài pó lái la dà jiā
跑去开门："啊！是外公外婆来啦！"大家
yì qǐ yíng le shàng qù
一起迎了上去。

wài pó ná zhe yì hé hé dà dà xiǎo xiǎo de wán jù
外婆拿着一盒盒大大小小的玩具，
wài gōng tí zhe yí dài dài huā huā lǜ lǜ de shí pǐn
外公提着一袋袋花花绿绿的食品。

wài pó de hǎo bǎo bèi nǐ yòu zhǎng gāo le xiǎng
"外婆的好宝贝，你又长高了！想
wài pó ma
外婆吗？"

Dà tóu ér zi shuō kě xiǎng ne
大头儿子说："可想呢！"

wài pó gāo xìng de yì bǎ bào qi Dà tóu ér zi jié
外婆高兴地一把抱起大头儿子，结
guǒ méi zhàn wěn dōng de zuò zài yì zhāng dān rén shā fā
果没站稳，咚地坐在一张单人沙发
shang tā yì tái tóu kàn jian le qiáng shang de xīn zhào
上。她一抬头，看见了墙上的新照
piàn nà shì shuí nǐ men gàn má bǎ mò shēng rén de zhào
片："那是谁？你们干吗把陌生人的照

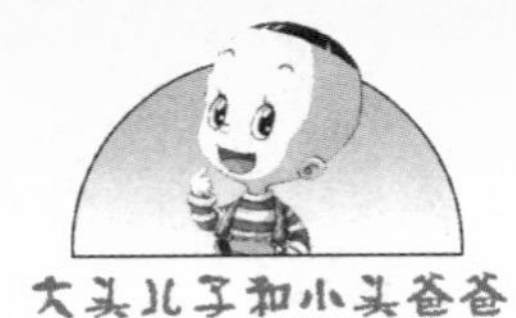

piàn guà zài jiā li yuán lái nà yì zhāng ne shàng mian yǒu
片挂在家里？原来那一张呢？上面有

wǒ wài sūn de
我外孙的……”

nà jiù shì nǐ de wài sūn ya Dà tóu ér zi bù hǎo
“那就是你的外孙呀！”大头儿子不好

yì si de zhǐ zhe shuō
意思地指着说。

wài pó yí xià zhàn qi lai còu dào qián mian zǐ xì
外婆一下站起来，凑到前面仔细

kàn wǒ wài sūn zěn me huì shì zhè ge yàng zi de bú duì
看：“我外孙怎么会是这个样子的？不对

bú duì wǒ kě bù xǐ huan
不对，我可不喜欢。”

Dà tóu ér zi kàn yì yǎn yǐ jing duī dào zhuō shang de
大头儿子看一眼已经堆到桌上的

wán jù hé shí pǐn jí máng pǎo shang qu lǒu zhù wài pó
玩具和食品，急忙跑上去搂住外婆

shuō xǐ huan de xǐ huan de wǒ bǎ tā mǎ shàng biàn
说：“喜欢的！喜欢的！我把它马上变

hui lai hǎo ma rán hòu tā zhuǎn tóu duì Xiǎo tóu bà ba
回来好吗？”然后他转头对小头爸爸

shuō Xiǎo tóu bà ba nǐ kuài diǎn bǎ yuán lái de zhào piàn
说，“小头爸爸，你快点把原来的照片

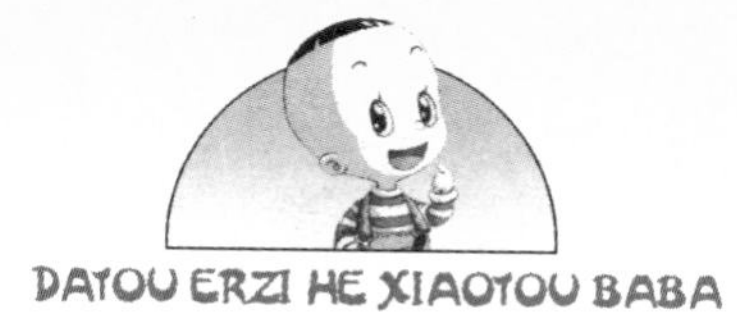

guà shang qu ba
挂上去吧！”

Xiǎo tóu bà ba bǎ zhào piàn ná xia lai zài jiāng yuán
小头爸爸把照片拿下来，再将原
lái de chóng xīn guà shang qu
来的重新挂上去。

wài pó kàn zhe xiào le tā cái shì wǒ de wài sūn
外婆看着笑了：“他才是我的外孙！
tā cái shì wǒ xǐ huan de xiǎo bǎo bèi wài pó shuō wán
他才是我喜欢的小宝贝！”外婆说完，
zhàn qi lai jiāng zhuō shang suǒ yǒu de dōng xi dōu duī dào le
站起来将桌上所有的东西，都堆到了
Dà tóu ér zi de shēn shang
大头儿子的身上。

Dà tóu ér zi hé Xiǎo tóu bà ba xiàng cóng qián yí yàng
大头儿子和小头爸爸像从前一样
zǒu zài dà jiē shang
走在大街上。

yíng miàn yòu pèng shang le nà wèi bó bo Xiǎo tóu bà
迎面又碰上了那位伯伯。小头爸
ba hǎn Chén lǎo nín hǎo
爸喊：“陈老，您好！”

Dà tóu ér zi yě gēn zhe hǎn Chén bó bo nín
大头儿子也跟着喊：“陈伯伯，您

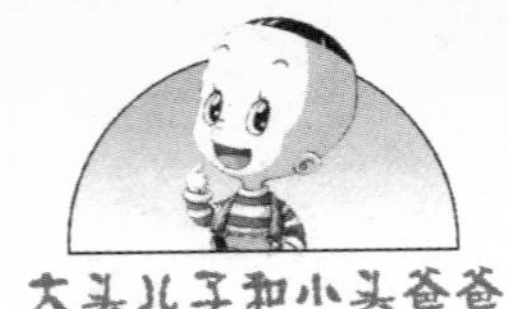

hǎo
好！”

bó bo lā qi Dà tóu ér zi de shǒu lè hē hē de
伯伯拉起大头儿子的手乐呵呵地

shuō nǐ zhēn shì gēn nǐ de bà ba yì mú yí yàng
说：“你真是跟你的爸爸一模一样！”

Dà tóu ér zi qí guài de kàn kan Xiǎo tóu bà ba de yī
大头儿子奇怪地看看小头爸爸的衣

fu yòu kàn kan zì jǐ de yī fu nǎ li yí yàng ya
服，又看看自己的衣服：“哪里一样呀？”

bó bo dà xiào qi lai wǒ shì shuō nǐ bà ba dài rén
伯伯大笑起来：“我是说你爸爸待人

rè qíng nǐ yě hěn rè qíng
热情，你也很热情！”

Dà tóu ér zi tīng le xiǎng yi xiǎng cái míng bai
大头儿子听了，想一想，才明白，

jiù kāi xīn de xiào le děng bó bo zǒu yuǎn le Dà tóu ér
就开心地笑了。等伯伯走远了，大头儿

zi shuō Xiǎo tóu bà ba qí shí wǒ yòng bu zháo xué nǐ
子说：“小头爸爸，其实我用不着学你

dài yǎn jìng de
戴眼镜的。”

Xiǎo tóu bà ba shuō duì nǐ yào xué bà ba ài kāi
小头爸爸说：“对。你要学爸爸爱开

dòng nǎo jīn ài yùn dòng ài bāng zhù rén
动脑筋，爱运动，爱帮助人……”

hái yǒu ài zuò Dà tóu ér zi de Xiǎo tóu bà ba
“还有，爱做大头儿子的小头爸爸！”

shuō wán Dà tóu ér zi gē gē xiào zhe pǎo dào qián
说完，大头儿子咯咯笑着跑到前

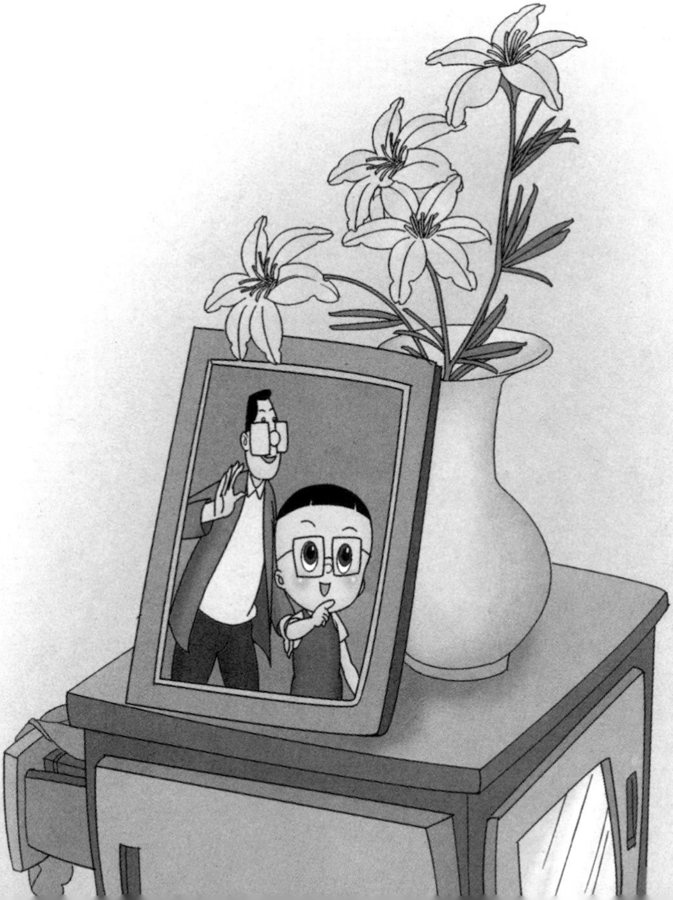

mian qù le Xiǎo tóu bà ba yí lèng jí máng zhuī gǎn shang
面去了，小头爸爸一愣，急忙追赶上
qu
去。

tài yáng shēng qi lai le bǎ jīn guāng sǎ xiàng dà
太阳升起来了，把金光洒向大
dì sǎ zài Dà tóu ér zi hé Xiǎo tóu bà ba de bèi yǐng
地，洒在大头儿子和小头爸爸的背影
shang
上……

图书在版编目(C I P)数据
玩具医院/郑春华著.—上海:少年儿童出版社,2008.1
("大头儿子和小头爸爸"拼音版)
ISBN 978-7-5324-7484-4

Ⅰ.玩… Ⅱ.郑… Ⅲ.汉语拼音—儿童读物 Ⅳ.H125.4
中国版本图书馆CIP数据核字(2007)第172371号

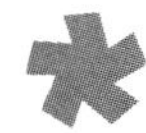

"大头儿子和小头爸爸"拼音版
玩具医院
郑春华 著
叶雄图文工作室 画
朱　慧 扉页图
费　嘉 装帧

责任编辑 梁　燕　美术编辑 费　嘉
责任校对 沈丽蓉　技术编辑 裘兴海

出版发行:上海世纪出版股份有限公司 少年儿童出版社
地址:上海延安西路1538号　邮编:200052
易文网:www.ewen.cc　少儿网:www.jcph.com
电子邮件:postmaster@jcph.com

印刷:上海商务联西印刷有限公司
开本:889×1194　1/32　印张:4.125　字数:26千字　插页:4
2008年8月第1版第3次印刷
ISBN 978-7-5324-7484-4/I·2699
定价:10.00元